COLLECTION

D'OBSERVATIONS

CLINIQUES.

COLLECTION
D'OBSERVATIONS
CLINIQUES,

PAR MARC-ANTOINE PETIT,

Docteur en Médecine de la ci-devant Université de Montpellier, ancien Chirurgien en chef de l'Hôtel-Dieu de Lyon, Membre correspondant de l'Institut de France ; des Académies de Lyon, Rouen, etc. ; des Sociétés de Médecine de Paris, Montpellier, Turin, Lyon, Bruxelles, Bordeaux, Anvers, Marseille, Nîmes, Grenoble, Avignon, etc. etc. ;

OUVRAGE POSTHUME

Publié par Antoine LUSTERBOURG, Docteur en Médecine de la Faculté de Montpellier, Médecin Titulaire de l'Hôtel-Dieu de Lyon ; et par Théodore JOBERT, Docteur en Médecine de la Faculté de Paris :

HÉRITIERS DES MANUSCRITS DE L'AUTEUR.

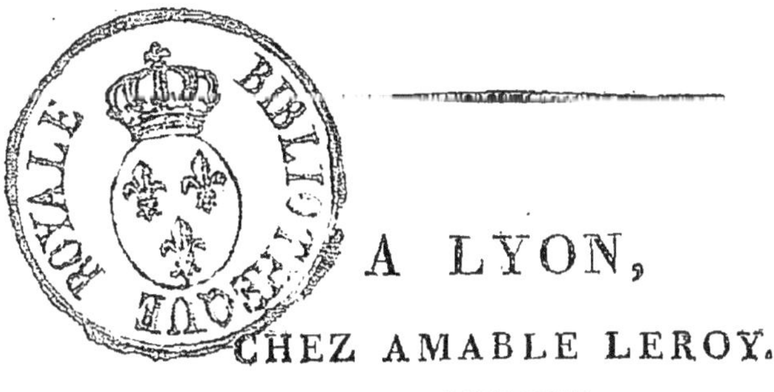

A LYON,
CHEZ AMABLE LEROY.

1815.

AVIS DES ÉDITEURS.

Marc-Antoine PETIT, en nous léguant ses Manuscrits, pour en extraire et publier ce que nous jugerions être utile à la Science, et convenir à sa mémoire, nous a imposé une obligation bien douce à remplir, puisqu'en nous donnant la preuve de l'affection particulière qu'il nous portoit, il nous a permis d'associer nos noms à ses travaux.

C'est pour répondre à la confiance dont il a bien voulu nous honorer, que nous publions aujourd'hui une Partie de l'Ouvrage qu'il avoit annoncé dans la Préface de la *Médecine du Cœur*, sous le Titre de *COLLECTION CLINIQUE*, ou *TABLEAU DES MALADIES LES PLUS INTÉRESSANTES*, *observées pendant le cours de neuf années dans l'Hôtel - Dieu de Lyon*.

L'avis de l'Auteur sur la prochaine publication de cet Ouvrage, nous avoit fait croire que nous le trouverions achevé ; mais nos recherches n'ayant point eu le résultat que nous avions espéré , et ayant acquis la pénible certitude que l'état de douleur dans lequel PETIT avoit passé les dernières années de sa vie , s'étoit opposé à l'exécution du travail dont il avoit conçu le plan et réuni les matériaux , nous avons cru devoir nous borner à publier les nombreuses Observations qu'il avoit recueillies sur les maladies des yeux et les plaies de tête , seules parties de l'Ouvrage dont il se fût occupé , et à la rédaction desquelles il eût travaillé.

Desirant offrir un Recueil plus complet de ce que PETIT avoit fait pour la Science , nous avons pensé qu'on nous sauroit gré d'avoir placé à la suite de ces Observations plusieurs Mémoires intéressans , accueillis favorablement par diverses Sociétés savantes , et consignés déjà dans les Journaux de Médecine.

NOTICE HISTORIQUE

SUR

MARC-ANTOINE PETIT.

—————

Marc-Antoine PETIT naquit à Lyon, le 3 Septembre 1766 : il fit ses études au collége de Beaujeu ; on l'y distingua par son imagination précoce, son amour pour les Lettres, et son goût pour la Poésie.

Ses Humanités terminées, il revint à Lyon pour y étudier la Chirurgie, science bien propre à exercer sa vive intelligence.

Ses progrès, dans cette nouvelle carrière, furent rapides ; la première année il remporta le prix fondé par MM. les Echevins de cette Ville, en faveur des Elèves en chirurgie ; il n'avoit alors que 16 ans : ce succès, à un âge où les récompenses ont d'autant plus d'attraits qu'il est plus rare de les obtenir, excita chez lui cette noble émulation qui lui assura bientôt de nouveaux triomphes.

L'année suivante, un concours ayant été annoncé pour l'admission de Chirurgiens internes dans l'hospice de la Charité, Petit s'y présenta, et obtint la première place.

A sa sortie de cet hospice, en 1785, il se rendit à Paris pour y étudier sous les grands

Maîtres dont les travaux avoient acquis à la Chirurgie française cette prééminence que depuis
elle a toujours conservée. Admis au nombre des
Elèves de l'Ecole-Pratique, il obtint, après l'examen public qui termine le cours de chaque année,
une Médaille d'or, récompense d'un talent déjà
très-distingué.

Il revint à Lyon en 1787, et concourut pour
la place de Chirurgien interne de l'Hôtel-Dieu ;
son élocution facile et brillante qui lui donnoit
tant d'avantages toutes les fois qu'il avoit à exposer ses idées en public, lui rendit le triomphe
facile sur ses Compétiteurs.

En 1788, l'Administration de l'Hôtel-Dieu
devoit nommer le Chirurgien en chef de cet hospice : cette place n'avoit jamais été donnée au
concours. PETIT, doué d'une mémoire heureuse,
d'une imagination vive, encouragé par ses succès,
crut pouvoir la disputer ; il réclama le concours,
et obtint ce nouveau mode d'admission : il se fit
admirer dans le cours des discussions par l'ordre
avec lequel il classoit ses idées, le choix de ses
expressions, et l'étendue de ses connoissances.

Proclamé vainqueur, ce triomphe sur des ri-
vaux distingués par une instruction aussi solide
qu'étendue, devint pour lui le motif d'une émulation nouvelle.

Désigné pour occuper une place qui impose
de grandes obligations, il crut, pour se rendre

plus digne de la confiance que l'on accordoit à ses talens, devoir de nouveau se rendre dans la capitale, et s'y attacher à l'un des premiers Chirurgiens dont s'honoroit la France, le célèbre *Dessault*; il devint son disciple particulier : ce fut sous les auspices de ce maître habile , qu'il fréquenta l'Hôtel-Dieu de Paris, ce vaste théâtre des misères humaines, et aux leçons de ce célèbre Professeur , qu'il dut cette connoissance approfondie des maladies chirurgicales, et des différens procédés opératoires qu'elles pouvoient exiger.

Empressé de terminer son instruction médicale, il se rendit, en 1789, dans la célèbre Université de Montpellier, pour s'y livrer à l'étude des maladies internes : s'étant lié d'une étroite amitié avec le savant Dumas (1) son compatriote, il ne tarda pas à devenir l'un des sujets les plus distingués de cette école.

En 1790, il y prit ses grades, et soutint une thèse latine sur la phthisie laryngée, dissertation dans laquelle on pouvoit déjà reconnoître l'instruction médicale profonde du candidat , et le génie chirurgical, que depuis il développa si heureusement.

Ayant obtenu le grade de Docteur, il revint à Lyon, et entra à l'Hôtel-Dieu en qualité de Chirurgien en second : M. *Rey* y exerçoit alors avec

---

(1) Devenu depuis lors Professeur et Recteur de cette Faculté.

distinction, les fonctions de Chirurgien en chef.

Dans le cours de la même année, l'Académie Royale de chirurgie ayant proposé pour sujet de prix la question suivante :

Déterminer la meilleure forme des diverses es-pèces d'aiguilles propres à la réunion des plaies, à la ligature des vaisseaux, et autres cas où leur usage seroit jugé indispensable, et décrire la mé-thode de s'en servir.

PETIT reconnut l'importance de cette question ; il s'en occupa, et concourut.

Plusieurs Mémoires furent envoyés à cette Société ; mais aucun n'ayant rempli ses vues, elle ne décerna point de couronnes, quoiqu'elle fût cependant satisfaite de la forme de quelques-unes des aiguilles qui lui avoient été présentées.

Les aiguilles que le Professeur *Sabatier* préfère dans son Traité de Médecine Opératoire, n'étant pas différentes de celles qu'a décrites PETIT, dans le Mémoire manuscrit qu'il a laissé sur ce sujet, notre compatriote doit, s'il n'a pas seul la gloire d'avoir indiqué les corrections, du moins la partager avec ceux qui, comme lui, les ont proposées.

En 1793, après le siége de Lyon, PETIT fut obligé de s'éloigner de cette Ville pour se soustraire à la persécution ; mais bientôt son devoir lui faisant oublier le danger qu'il pouvoit courir, il rentra à l'Hôtel-Dieu pour y exercer les fonctions de Chirurgien en chef.

Placé à la tête de ce vaste Etablissement, le début de son exercice fut marqué par l'activité la plus grande ; il s'occupa d'abord de l'enseignement, et institua des Cours d'Anatomie et de Chirurgie Clinique, semblables à ceux qu'avoit établis *Dessault*, dans l'Hôtel-Dieu de Paris.

Secondé par son laborieux et savant Collègue, M. *Cartier*, désigné pour lui succéder, son école acquit en peu de temps une grande réputation ; il en sortit un grand nombre d'Elèves qui tous honorèrent la Chirurgie Lyonnaise dans les différens lieux où ils eurent à donner des preuves de leur savoir, et dans ceux où ils furent appelés à exercer l'art de guérir.

Pour exciter le zèle de ses disciples, PETIT ouvroit les Cours de chaque année par un Discours public ; ces Discours qui se distinguent par d'excellens préceptes, par un style brillant, plein de chaleur et riche d'expressions, ont été réunis et imprimés dans son ouvrage intitulé : *Médecine du Cœur* (1).

Elève du célèbre *Dessault*, il se rendit digne

---

(1) Le premier est l'Éloge de *Dessault*, prononcé en 1795.

Le deuxième traite de l'Influence de la révolution sur la santé publique.

Le troisième est relatif à la manière d'exercer la bienfaisance dans les hôpitaux.

Le quatrième est un Traité sur la Douleur.

Le cinquième, l'apperçu des maladies observées pendant neuf ans dans l'Hôtel-Dieu de Lyon.

de son Maître, et devint son plus parfait émule : comme lui, il créa et modifia divers procédés opératoires, et fixa différens points de pratique chirurgicale.

C'est à ses méditations que l'art doit le précepte de réunir promptement les plaies de poitrine ;

Celui de vider les dépôts froids, par la ponction et les ventouses ;

L'application immédiate du vésicatoire sur l'érysipèle, pour en rendre la cure plus prompte et plus facile ;

L'union du séton au caustique, pour la cure radicale de l'hydrocèle ;

Enfin, l'usage du cautère actuel, porté dans la région la plus profonde de la gorge, pour arrêter les progrès d'une pustule maligne.

En terminant ses fonctions de Chirurgien en chef, PETIT recueillit cette récompense si flatteuse pour son ame sensible, la reconnoissance des malheureux, et l'affection de tous ceux qui avoient eu le bonheur de partager ses travaux : son éloge étoit dans toutes les bouches ; on citoit sa bienfaisance, sa philantropie, et sur-tout cette aménité qui se peignoit dans ses actions, ses discours et ses conseils.

Sa réputation d'Opérateur habile, de Médecin célèbre, s'étendit bientôt hors de Lyon : il fut consulté par les habitans des provinces voisines, et appelé au loin pour pratiquer les grandes opérations.

Ses succès multipliés augmentèrent ses droits à la reconnoissance, et lui méritèrent chaque jour de nouveaux suffrages et de nouveaux honneurs. Membre d'un grand nombre de Sociétés savantes, tant étrangères que nationales; appelé par ses Concitoyens à l'honneur de siéger dans le conseil Municipal; nommé par le Gouvernement au Jury médical, et à celui de l'Ecole de Médecine Vétérinaire, PETIT fut exact à fréquenter ces assemblées, et à leur payer le tribut de ses diverses connoissances.

Ce fut au milieu de cette carrière brillante, dans l'instant où les avantages de la fortune et de la considération lui étoient assurés; lorsque l'Institut venoit de le placer au nombre de ses correspondans, que PETIT fut arrêté par une maladie dont depuis long-temps il éprouvoit les premiers symptômes, et qu'avoit rendu plus active l'agitation continuelle dans laquelle il vivoit, associant souvent aux occupations multipliées de son art, les travaux littéraires (1). Cette maladie,

(1) PETIT cherchoit un délassement aux occupations multipliées de son état, dans la culture des Belles-Lettres. Il consacra quelquefois ses loisirs à la poésie, et exprima en des vers heureux et faciles, les préceptes austères de son art ; c'est sur-tout dans ses *Epîtres à Forlis*, consignées dans la *Médecine du Cœur*; son *Ode sur l'Anatomie*, et son dernier ouvrage, *le Tombeau du Mont-Cindre* : que l'on remarque cette richesse d'expressions, cette force d'imagination, et cette chaleur de sentimens qui peignoient si bien son ame et le faisoient chérir de ceux dont il charmoit et soulageoit les souffrances.

fixée sur les organes digestifs, s'accompagna des douleurs les plus cruelles; elles durèrent plusieurs années; il les supporta avec courage et résignation, ne trouvant de soulagement à ses maux que dans l'affection de ses amis, et dans les secours de la religion qui console et soutient l'homme dans l'adversité.

Epuisé par la douleur, PETIT termina sa carrière le 7 Juillet 1811, pleuré d'une famille dont il faisoit le bonheur; de ses Collégues dont il s'étoit acquis l'affection (1); et de ses Concitoyens, qui regrettèrent en lui le Médecin heureux, l'Opérateur habile et le Littérateur distingué.

---

(1) L'amitié s'empressa de jeter quelques fleurs sur sa tombe. Son Éloge fut prononcé dans les diverses Sociétés savantes dont il avoit été Membre.

Par M. le Docteur *Cartier*, dans l'Académie de Lyon.

Dans celle de Rouen, par M. le Dr *Vigné*.

Par M. le Docteur *Parat*, dans la Société de Médecine de Lyon.

M. le Baron *Desgenettes* inséra une Notice sur sa vie, dans le Journal de MM. Corvisard, Le Roux et Boyer.

M. le Baron *Percy*, dans le Discours qu'il prononça à l'ouverture des Cours de la Faculté de Médecine de Paris, année 1811.

Et M. le Professeur *Baumes*, dans le Journal de Médecine, ou Annales Cliniques de la Société de Médecine de Montpellier.

COLLECTION
D'OBSERVATIONS CLINIQUES.

CHAPITRE PREMIER.

DES MALADIES DES YEUX.

ARTICLE PREMIER.

*Cataractes opérées par la méthode de l'extrac-
tion, et le procédé de* Wenzel.

RÉFLEXIONS PRÉLIMINAIRES SUR CE PROCÉDÉ.

LES réflexions que je présente sur la cataracte, sont le résultat de deux cent quatre-
vingt-trois opérations faites par la méthode
de l'extraction. La ressemblance de la plupart de ces observations entre elles, a dû me
forcer à n'offrir à mes Lecteurs que les faits
les plus saillans, et à n'indiquer les autres que
par les conséquences les plus générales que
l'on peut en tirer.

Pour éviter toutes répétitions fatigantes,
j'exposerai d'abord, d'une manière générale,
les procédés que j'ai suivis en opérant.

A

1.º J'ai toujours opéré les malades couchés sur un lit, la tête légérement élevée par un coussin, et assujettie par la main d'un aide qui fixe le front. Dans cette attitude on redoute moins les mouvemens de la tête, et ceux de l'aide qui l'assujettit; le corps vitré, pesant sur lui-même et sur le fond du globe de l'œil, a moins de pente à sortir pendant l'opération ; l'iris, moins poussé en avant, n'est pas également exposé au danger d'être blessé ; les accompagnemens du cristallin, qui se précipitent souvent à la partie inférieure de l'œil, sont plus facilement aperçus, et par conséquent les cataractes secondaires moins à redouter. L'opérateur voit mieux le fond du globe de l'œil; sa main est plus sûre, parce qu'opérant debout, il l'élève à la hauteur de l'œil, en plaçant son pied sur une chaise, et son coude sur le genou qu'il a fléchi ; de manière que la main, reposant sur la tempe du malade, y trouve un second point d'appui qui lui donne toute la fixité nécessaire pour faire la ponction et l'incision de la cornée avec la plus grande sureté.

2.º Le doigt d'un aide m'a paru préférable à tous les instrumens imaginés pour relever

la paupière supérieure, sur-tout après avoir
fait la section de la cornée; parce qu'alors on
peut craindre d'engager le crochet releveur
sous le lambeau qu'elle forme; ce qui auroit
les plus graves inconvéniens. Le doigt d'un
aide, au contraire, prenant son point d'appui sur l'arcade sourcilière, élève la paupière
par degrés et sans comprimer le globe de
l'œil. De même, au moment de l'opération,
l'aide intelligent suit les progrès de l'instrument tranchant à travers la cornée, et laisse
s'abaisser la paupière à mesure que la section s'achève; de manière que l'œil se trouve
fermé à l'instant même où cette partie de
l'opération est terminée. Par ce moyen, le
lambeau de la cornée est retenu par les paupières, et l'on n'est pas exposé au danger de
voir échapper l'humeur vitrée; mais toutes
les fois que je n'ai pu me procurer un aide
instruit, je me suis servi du crochet releveur
avec beaucoup de succès.

3.º Il ne m'est jamais arrivé d'employer
des instrumens propres à fixer le globe de
l'œil; quelle que soit sa mobilité, il s'arrête
de lui-même dès qu'il est piqué, ou en tenant pendant quelques minutes les paupières
écartées : dans le cas contraire, je l'assujettis

avec les doigts *index* et *medius* qui , employés à renverser la paupière inférieure ,
peuvent servir encore à le fixer , en le
plaçant dans l'écartement qu'ils laissent entre eux , et en comprimant légérement sur
ses deux côtés.

4.° Le couteau de *Wenzel* est l'instrument
qui m'a paru préférable pour pratiquer la
section de la cornée; mais l'étroitesse de son
extrémité est une des causes qui rendent,
en s'en servant, la lésion de l'iris si fréquente; parce que à mesure que l'humeur
aqueuse sort, la pupille se resserre, la chambre antérieure diminue de capacité, et l'iris,
enveloppant l'instrument, se contracte sur
lui de manière à se blesser contre son tranchant. J'ai donc cru devoir faire élargir mes
couteaux d'une ligne; par ce moyen la pupille, cachée par la largeur même de l'instrument, se contracte derrière lui sans efforts, et ne pouvant se présenter à son tranchant, n'est plus exposée au danger d'une
lésion.

5.° J'ai cru qu'il étoit utile de plonger
l'instrument aussi perpendiculairement que
possible, mais un peu plus loin de la sclérotique qu'on a coutume de le faire : cette

précaution évite la lésion fréquente de l'iris, et garantit des staphylômes qui arrivent facilement lorsque la section de la cornée est faite trop près du point d'adhérence de l'iris ; parce qu'alors cette membrane n'est plus retenue par l'espèce de rebord que forme en avant le petit segment de la cornée que je conserve dans ma manière d'opérer.

6.º *Wenzel*, en incisant la cornée, divisoit en passant la capsule du cristallin. Ce procédé est bon : entre ses mains il a dû avoir tous les succès que donnent de grands talens ; il épargne quelquefois un temps dans l'opération, et la rend plus rapide ; mais voici les inconvéniens que l'expérience m'a démontré qu'il pouvoit avoir.

Dans le mouvement que l'on fait pour ouvrir la capsule du cristallin, on porte le manche de l'instrument en avant et en bas, et sa pointe en arrière et en haut ; ce qui écarte les deux lèvres de la plaie déjà faite à la cornée, et laisse échapper l'humeur aqueuse avant que la pointe de l'instrument soit arrivée à l'extrémité opposée du diamètre que l'on veut traverser ; de sorte que, par cette évacuation, la chambre antérieure se trouvant rétrécie, l'iris se porte en avant

contre la pointe ou le tranchant de l'instrument, et met quelquefois dans l'impossibilité absolue d'achever la section de la cornée, quelque promptitude que l'on y mette.
Dans le procédé de *Wenzel*, d'ailleurs, on
pique la capsule cristalline dans le moment
même où le globe de l'œil, éprouvant la
plus forte contraction, on est exposé au danger de voir sortir rapidement le cristallin, et
avec lui, une portion du corps vitré; ce qui
n'arrive pas dans le cas opposé, parce que la
capsule même fait alors une espèce de digue
qui s'oppose à cette issue, et supporte l'effort
de la contraction dont le globe de l'œil res-
sent les effets. Ajoutez que, dans beaucoup
de cas, qui ne peuvent être prévus d'avance,
on prend, pour piquer cette capsule, une
peine inutile, puisqu'elle est détruite par les
progrès du temps; ce qui constitue ce que
Cusson appeloit une maturité d'exfoliation.
Enfin, cette manière de faire donne à l'opération une promptitude que je crois funeste;
car il est temps, peut-être, de revenir à des
idées plus justes, et d'avouer que, de toutes
les opérations, celle de la cataracte demande
la lenteur la plus sage et la plus réfléchie.

7.º Le *kistitome* est un instrument si sim-

ple, et d'un usage si facile, qu'on ne peut
concevoir comment il a trouvé des contra-
dicteurs. J'ai toujours préféré à celui de *Lafaye* l'excellente modification qu'en a donnée
M. *Rey*, un de mes prédécesseurs les plus
distingués, et dans laquelle il a disposé la
lame de manière qu'elle se trouve placée,
comme une lancette, entre deux petites ju-
melles d'argent, que l'on écarte à volonté
pour nettoyer l'instrument; en arrière elle
est retenue par un petit clou à vis, que
l'on fait saillir plus ou moins, selon que l'on
a l'intention de faire sortir la pointe plus
avant hors de son étui. Aucun inconvénient
ne peut résulter de son usage. Souvent il est
inutile, si la capsule du cristallin est détruite;
ce que l'on aperçoit bientôt par l'épanchement des mucosités dans la chambre antérieure, la saillie ou le déplacement du cristallin à travers la pupille, et quelquefois
même son issue spontanée; mais plus souvent
encore j'ai été obligé de porter le *kystitome*
à plusieurs reprises sur une capsule dure et
épaissie; ce qui prouve que le procédé de
Wenzel ne peut pas dispenser toujours de recourir à cet instrument.

8.º La capsule ouverte, si le cristallin ne

sort pas de lui-même, je me sers du pouce, que j'appuie sur la paupière supérieure doucement élevée, de manière à comprimer sur le globe de l'œil, en même temps que les deux doigts destinés à abaisser la paupière inférieure, le retiennent en bas, et compriment dans un sens opposé. La pression doit être égale des deux côtés, pour que le cristallin prenne facilement le chemin de la pupille ; car il se précipite dans la partie inférieure de la chambre, si les doigts placés inférieurement, ne soutiennent pas convenablement l'effort du pouce.

9.º C'est dans ce dernier cas, ou dans celui d'adhérence, que je me sers des ciseaux, des pinces et de la curette : ce dernier instrument est le plus commode et celui qui fatigue le moins l'intérieur de l'œil : je l'ai porté dix fois pour enlever des accompagnemens muqueux ou membraneux, sans que cela ait influé sur le succès de l'opération.

10.º Une précaution à laquelle je crois devoir les nombreux succès que j'ai obtenus, consiste dans les points de repos que je place toujours entre chaque temps de l'opération, et dans les aspersions d'eau froide que je fais dans les intervalles. Ainsi, après la section de la cornée, je ferme l'œil quelques minutes ; l'organe revient de sa surprise ; la pupille, resserrée par l'issue de l'humeur aqueuse, se dilate ; le cristallin se porte en avant ; j'arrose les paupières avec de l'eau froide ; j'en fais tomber sur le globe et jusques dans la plaie de la cornée ; le sang qui sort quelquefois ou de l'iris blessé, ou de la conjonctive, est étanché ; la cornée s'éclaircit ; et quand j'ouvre l'œil de nouveau, il est dans le calme le plus absolu. Je pique alors la capsule cristalline, et j'accorde un second repos, pendant lequel les aspersions emportent toutes les mucosités qui accompagnent le cristallin : enfin, la cataracte enlevée, et avant de présenter l'œil à la lumière, je répète une troisième fois le même procédé, qui m'a paru avoir tous les avantages que quelques Oculistes, d'un mérite distingué, ont cru trouver dans les injections faites dans la chambre antérieure, sans avoir aucun de leurs inconvéniens.

11.º L'opération achevée, et les paupières rapprochées l'une de l'autre avec beaucoup de soin, de manière que l'inférieure ne s'engage pas sous le lambeau de la cornée, je n'applique d'autre appareil que du linge sec

très-fin, dans l'épaisseur duquel j'ai placé un
peu de charpie molle pour remplir le vide
de la cavité orbitaire, et exercer sur le globe
une douce compression qui s'oppose à ses
mouvemens. Le même appareil est mis sur
l'œil opposé. Il faut des raisons particulières
pour que je le change avant quarante-huit
heures; et, quand le malade ne souffroit en
aucune manière, il m'est arrivé de différer le
premier pansement jusqu'au troisième jour :
alors on trouve souvent la cicatrice faite.
S'il y a beaucoup de chaleur ou quelque gonflement dans les paupières, j'arrose les linges
avec l'eau de saturne, et je décolle légérement les paupières vers le grand angle pour
laisser écouler les larmes qui s'amassent
quelquefois en grande quantité, deviennent
âcres, et occasionent des douleurs cuisantes.
En général, il faut considérer le premier
appareil comme un bandage unissant qui ne
doit être enlevé qu'à l'époque de la réunion :
décoller les paupières avant ce temps pour
examiner l'œil, ou changer les topiques,
c'est s'exposer inutilement au danger de mettre obstacle à la réunion parfaite du lambeau
de la cornée, qui est la chose la plus importante après l'opération, puisque le succès en

dépend. Mais le premier appareil une fois ôté, je fais panser matin et soir avec de l'eau de *Goulard* foiblement animée par un peu d'eau de vie.

12.º Comme je n'ai jamais cru devoir faire d'autres préparations que celles que paroissoit rendre nécessaires la situation du malade, de même après l'opération, je n'ai jamais administré d'autres remèdes que ceux que sembloit indiquer le besoin d'éviter ou de combattre quelques accidens. Après les vingt-quatre premières heures de diète, j'accorde quelques potages légers, ayant plusieurs fois observé qu'une diète prolongée ôtoit le sommeil, portoit le sang à la tête, et déterminoit chez quelques individus une espèce de délire froid qui n'est pas sans dangers. Une dose modérée de sirop diacode, est le seul médicament que je me suis permis dans tous les cas; parce qu'il est de fait que le malade qui peut dormir plusieurs heures après l'opération, contracte par ce repos la disposition la plus favorable à la guérison.

13.º Je fais placer les malades dans leur lit, sur le dos, la tête basse, avec la recommandation de ne point se tourner sur le côté de l'œil opéré, de ne pas prendre du

tabac, de ne point se moucher, et de satisfaire à leurs besoins dans des vases destinés à
cet usage; la plus parfaite obscurité doit rè-
gner dans la chambre, et tout doit garder le
silence autour d'eux. Comme l'appareil ne
doit jamais être fixé au bonnet pour ne pas
en suivre la mobilité, j'enlève celui-ci sans
crainte en le ramenant de derrière en avant,
et le replaçant avec les mêmes précautions
après le pansement; car tous les mouvemens
que l'on fait autour d'un œil opéré, soit en
plaçant les compresses et les bandes, soit
en les ôtant, doivent tendre constamment
à rapprocher les paupières l'une de l'autre.
Pour observer l'œil, j'humecte les cils avec
l'eau de *Goulard*, et abaissant la paupière inférieure avec ménagement, je l'écarte de la
supérieure : celle-ci ne doit être relevée
que quand leur séparation est complette; et
encore, pour le faire, ne doit-on jamais appuyer le doigt sur le globe de l'œil, mais sur
le bord surcilier, vers lequel le pouce ramène par degrés la paupière, jusqu'à ce que
l'œil soit bien découvert.

Le détail de ces précautions pourra paroître minutieux; mais, dans l'opération de
la cataracte, le succès tient à des minuties.

OBSERVATION PREMIÈRE.

*Cristallin volumineux ; délire après l'opé-
ration. Guérison.*

M. PROTON, âgé de soixante-huit ans, de Saint-Just-d'Avray, près de Tarare, ayant toujours joui d'une santé parfaite, n'y voyoit plus de l'œil gauche depuis six ans, lorsqu'il vint à l'hôpital, le 1.er septembre 1796. Ses yeux étoient enfoncés dans les orbites, les iris d'un gris-jaunâtre, les pupilles mobiles quoique très-resserrées, le cristallin profond, enfoncé, d'un gris-léger, présentant peu d'o-pacité. Je l'opérai le 17. Il fallut porter plu-sieurs fois le *kistitome* sur le cristallin qui ne pouvoit sortir à cause de son volume et de l'extrême resserrement de la pupille, que je ne pus vaincre qu'en produisant dans l'ap-partement la plus grande obscurité. Le cris-tallin sortit alors très-gros et d'un jaune-foncé. Le malade y vit parfaitement. Il étoit bien le soir, lorsqu'on lui administra une émulsion chargée de demi-once de sirop diacode, dont l'effet fut de produire une es-pèce de délire qui le fit sortir de son lit, et promener plusieurs fois dans la nuit sans se connoître. Cet état ne céda que le 5 à quelques alimens solides et à une boisson de limonade. Le 10 , la guérison fut entière.

OBSERVATION II.

Cristallin muqueux enlevé avec la curette.
Guérison.

Le 10 octobre 1796, j'opérai la sœur SAUSSE, hospitalière, âgée de soixante ans, et que mon collègue *Dussaussoy* avoit opérée avec le plus grand succès, de l'œil gauche, dix ans auparavant. L'iris étoit bleu, la pupille mobile, le cristallin d'un blanc-laiteux. Je fis l'incision de la cornée trop petite; et à peine eus-je touché la capsule avec le *kistitome*, que le cristallin sortit très-mou, accompagné de beaucoup de flocons de matière muqueuse, que je ne pus enlever que par l'introduction répétée de la curette; il en resta même une petite portion qui blanchit légèrement la pupille, sans empêcher à la malade de distinguer nettement les objets. Pendant l'opération, le corps vitré poussa fortement l'iris en avant, et seroit peut-être sorti sans la petitesse de l'incision faite à la cornée. Je n'avois pu la faire plus grande, parce que la malade, par un mouvement brusque de l'œil vers le nez, m'avoit forcé à retirer l'instrument déjà plongé dans la cornée; ce qui avoit laissé échapper l'humeur aqueuse, et fort rétréci la chambre antérieure; de sorte qu'il me fut impossible de conduire mon couteau jusqu'à l'extrémité opposée du diamètre de la cornée, dans la crainte de blesser l'iris, que j'eus l'avantage de ne point toucher. Les suites de cette opération ne présentèrent rien de particulier, qu'une douleur vive sur le sourcil, laquelle parut l'indice d'un état gastrique, manifesté bientôt par la rougeur de l'œil, l'œdème des paupières, et qui céda à un vomitif suivi de quelques purgations. La guérison fut entière le 7 du mois suivant.

OBSERVATION III.

Cristallin commençant à se dissoudre.
Guérison.

Mlle LAURENT, religieuse de Sainte-Marie, âgée de cinquante-deux ans, encore réglée,

se plaignoit, depuis dix ans, de l'affoiblissement de l'œil droit, et n'en distinguoit
plus que la lumière du jour. L'iris étoit
d'un brun - clair, la pupille mobile ; le
cristallin, d'un gris-blanc, paroissoit enfoncé; l'œil gauche étoit sain. Je pratiquai
l'opération le 10 mai 1797. Le cristallin sortit facilement : il étoit mou, d'un blanc un
peu gris, et se trouvoit séparé en deux fragmens, dont le plus petit, qui formoit presque le tiers de son volume, sortit le dernier.
Quelques accompagnemens furent enlevés
avec la curette. La malade y vit très-bien,
et sortit de l'hôpital, parfaitement guérie,
le 4 du mois suivant.

OBSERVATION IV.

Cristallin hydatidiforme. Guérison.

Claude GARON, âgé de soixante ans, cultivateur, avoit depuis deux ans une cataracte
à l'œil droit : l'iris étoit d'un jaune-gris, la
pupille petite et très-mobile, le cristallin
tremblant, d'une couleur citrine. L'œil opposé étoit sain, et je l'avois opéré d'une cataracte ordinaire l'année précédente. Cette

seconde

seconde opération fut pratiquée le 24 septembre 1796. A peine la section de la cornée fut-elle faite, que le cristallin sortit spontanément sous la forme d'une hydatide, pleine d'une matière d'un blanc-jaunâtre, dans le centre de laquelle on trouva une petite lentille brune, et très-dure, seul reste du cristallin malade. La plaie de la cornée fut fermée le troisième jour, et la guérison fut radicale le septième.

OBSERVATION V.

Opérations faites sur les deux yeux et guéries en six jours.

Cette observation n'est remarquable que par la promptitude avec laquelle la guérison fut obtenue dans l'un et l'autre œil, la première opération ayant été faite le 27 septembre 1796, la seconde le 30, et le malade étant sorti le 3 octobre. Il étoit âgé de cinquante-quatre ans, perruquier à Montbrison, et se nommoit Jean Thivet. Sa santé avoit toujours été bonne; ses yeux étoient convexes; les chambres antérieures grandes, les iris bleus, les pupilles mobiles, les cristallins profondément placés ; le gauche, d'une couleur d'un gris-cendré, sortit très-gros, un peu blanc dans son centre, noir et frangé dans sa circonférence. Le droit, beaucoup plus blanc, rayonné, membraneux, paroissoit avoir sa capsule antérieure détruite, et sortit entouré de beaucoup de mucosités, dès que je l'eus touché avec le *kystitome.*

OBSERVATION VI.

Cataracte opérée avec succès. Cicatrice rompue par un coup reçu sur l'œil au sixième jour. Guérison.

François Dupoizat, âgé de soixante-huit ans, cultivateur, de Charnay, près d'Anse, avoit, depuis un an, commencé à perdre l'œil droit; le gauche s'altéroit depuis quelques mois, et n'offroit encore que de légères traces d'obscurcissement : dans le premier, au contraire, le cristallin étoit d'un gris-foncé, l'iris jaune, et les pupilles mobiles. Opéré avec succès, le 23 septembre 1796, Dupoizat étoit au sixième jour, et commençoit à se servir de son œil, lorsqu'il y reçut un violent coup de coude qui fit rompre la cicatrice, et sortir beaucoup d'humeur vitrée. Je crus l'organe perdu; cependant la situation horizontale, des fomentations froides d'eau de *Goulard* pendant vingt-quatre heures, six sangsues à la tempe, quelques calmans, arrêtèrent le progrès des accidens; la plaie de la cornée se réunit, et, le 16 octobre, le malade y voyoit très-bien.

OBSERVATION VII.

Cataracte, suite de la petite-vérole, opérée avec succès, quoique datant de cinquante-huit ans.

Antoine BARBIER, sabotier, des environs de Vénitieux, âgé de soixante-un ans, avoit perdu l'œil droit par une cataracte, suite de la petite-vérole, survenue dans la troisième année de sa vie. La cornée transparente étoit un peu trouble, l'iris d'un brun-clair, la pupille mobile, le cristallin d'un gris-cendré et très-profond. Je l'opérai le 24 septembre 1796. A peine la section de la cornée fut-elle faite, que le cristallin, très-gros et plus obscur dans son centre, s'échappa spontanément, suivi d'une grande partie du corps vitré. L'abaissement prompt de la paupière, et des fomentations d'eau très-fraîche arrètèrent cet accident. Le malade y vit bien, et se trouva même fatigué par la lumière, à travers l'épaisseur de son appareil. Le 16, il sortit de l'hôpital dans l'état le plus satisfaisant, quoique l'obscurcissement de la cornée transparente rendît la vue encore un peu incertaine.

OBSERVATION VIII.

*Cristallin fluide. Cataracte membraneuse.
Guérison.*

Mathieu EYNARD, sabotier, âgé de cinquante-huit ans, sujet à de fréquens étourdissemens, s'étoit aperçu, depuis neuf ans, qu'une cataracte se formoit dans l'œil gauche : le cristallin n'offroit qu'un point obscur, triangulaire, très-profond, et qui paroissoit exister dans sa capsule postérieure. L'iris étoit d'un bleu-clair, mêlé de blanc; la pupille peu mobile; et, dans les mouvemens que l'œil pouvoit faire, on voyoit toutes ses humeurs agitées par une espèce de tremblement gélatineux. Le 26 septembre

1796, je pratiquai l'opération. A peine eus-je porté le *kystitome* sur le cristallin, que ce dernier sortit sous la forme d'une eau transparente, mais plus consistante que l'humeur aqueuse, et moins que la vitrée. Le point obscur triangulaire, que j'ai indiqué, parut alors se rapprocher de la pupille : il étoit membraneux, appartenoit à la capsule postérieure, et ne put être enlevé qu'avec des pinces. Le succès de l'opération fut complet.

OBSERVATION IX.

Effet singulier de la lumière du soleil sur un œil opéré depuis trois jours.

Vincent MORU, âgé de cinquante-quatre ans, fabricant à Lyon, étoit au troisième jour d'une opération de cataracte très-simple et dans laquelle tout annonçoit le succès, lorsqu'il leva son bandeau pour regarder le soleil : le premier rayon qui pénétra dans l'œil, occasiona une douleur horrible. La pupille se ferma presqu'entièrement, et le malade n'y vit plus. L'irritation spasmodique que cet accident avoit déterminée, cessa par degrés sous l'emploi de la saignée, des pédiluves sinapisés, des lavemens purgatifs, des fomentations de lait sur l'œil, de la diète , des boissons tempérantes, etc. ; mais ce ne fut qu'environ un mois après, que l'organe revenu à son état naturel, recouvra la faculté de voir, que l'opération lui avoit rendue.

OBSERVATION X.

Cataractes héréditaires dans quatre générations.

Dans le mois de mai 1796 , j'ai opéré de la cataracte sur les deux yeux Marguerite MALIN , âgée de trente-six ans, de Nantuin, près de la Côte–Saint André. Son aïeule avoit eu la même maladie à l'âge de cinquante ans, et sa mère à trente-trois ans : toutes deux avoient aussi été guéries par l'opération. L'année suivante, j'opérai son fils, âgé de onze ans, qui étoit venu au monde avec deux cataractes laiteuses, et qui eut le bonheur de recouvrer la vue dans l'un et l'autre œil.

Magdeleine CHAZAL , femme Pichat , s'est trouvée dans le même cas : elle eut la cataracte à l'âge de trente-deux ans; son père en avoit été affecté à quarante; et à vingt-six ans, une de ses sœurs perdit la vue de la même manière.

OBSERVATION XI.

Cataracte secondaire ne mettant pas obstacle à la vision.

M. MARIN , notaire à Langeac, âgé de soixante-six ans, étoit depuis dix mois affecté d'une cataracte dans l'un et l'autre œil : le gauche, qui n'étoit plus d'aucun usage, offroit son cristallin d'un blanc-laiteux, et très-saillant; dans le droit, au contraire, il étoit d'un gris-obscur, plus profond, et permettoit au malade de distinguer quelques objets; les iris étoient bruns, et les pupilles mobiles. J'opérai l'œil gauche le 18 mai 1798. Le cristallin sortit avec lenteur, et accompagné de beaucoup de mucosités. Le malade distingua parfaitement tous les objets; mais le 21, une inflammation très-vive se développa, et malgré l'emploi de tous les moyens convenables, se prolongea jusqu'au 5 juin. Son effet fut d'épaissir et de rendre opaque

dans l'intérieur de l'œil un fragment capsu-
laire, que l'on aperçut bientôt derrière la pupille, et à sa partie inférieure, et qui, s'oppo-
sant à la libre introduction des rayons lumineux, rendit moins facile la perception des
objets, et ne permit au malade d'y voir qu'en
dirigeant la partie transparente de la pupille
sur le point qu'il vouloit regarder. Quand il
partit le 1.er juillet, il y voyoit cependant
mieux, cette cataracte secondaire ayant diminué d'étendue.

OBSERVATION XII.

*Invasion d'une fièvre gastrique, le jour même
de l'opération. Retour de la vue le vingt-
unième jour.*

Le 8 mai 1798, madame FORET, de Lou-
hans, âgée de cinquante-six ans, fut opérée
d'une cataracte de bonne nature à l'œil droit.
Le succès du moment avoit été complet, et
tout promettoit qu'il seroit durable, lorsque
le même soir madame Foret fut frappée
d'une fièvre gastrique qui débuta par des
vomissemens considérables, un délire sou-
tenu pendant six jours, etc. L'œil s'enflam-

ma à la même époque, parut se troubler, et je le crus perdu; cependant, au vingt-unième jour, lors de la solution de la maladie, il s'éclaircit par degrés; et lorsque la malade partit, cet organe, parfaitement rétabli, lui rendoit tous les services d'un œil sain. L'eau végéto-minérale fut le seul topique mis en usage.

OBSERVATION XIII.

Cristallin muqueux. Guérison.

Le 12 mai 1798, en présence de mon collègue *Dussaussoy*, et de M. *Schitly*, chirurgien, alors attaché à l'hospice, j'opérai madame ROSTAING âgée de vingt-six ans, depuis long-temps fatiguée par une humeur dartreuse, qui n'étoit peut-être pas sans effet dans la production de deux cataractes qui avoient à cette époque deux années d'existence. J'opérai l'œil droit; le cristallin étoit d'un blanc-laiteux, et la pupille très-mobile. A peine me fus-je servi du *kystitome*, que le cristallin entièrement fluide s'échappa en flocons muqueux, et sans laisser apercevoir aucune trace de ses capsules. Il resta quelques

accompagnemens que j'enlevai avec la curette, et dont l'issue rendit à l'œil toute sa
transparence. Une inflammation assez vive se
prolongea pendant une quinzaine de jours,
et ne permit à la guérison d'être radicale que
le 7 du mois suivant.

OBSERVATION XIV.

Cristallin presque noir. Inflammation vive.
Guérison.

M. DE RAMBUTEAU, demeurant près de
Mâcon, âgé de soixante-quatorze ans, grand,
robuste, haut en couleur, conservoit depuis
sept années une cataracte qui lui étoit devenue chère, puisque l'aveuglement auquel
elle l'avoit réduit, en inspirant quelque pitié
à des hommes qui n'en connoissoient guères,
l'avoit soustrait aux emprisonnemens de la
terreur. La pupille étoit mobile, l'iris jaune,
et le cristallin d'un brun presque noir. J'o-
pérai l'œil droit, le 4 juillet 1797. Le cristallin sortit petit, sans accompagnemens, et
comme échimosé dans son centre : tous les
objets furent facilement reconnus; mais il
survint le troisième jour une inflammation

violente, qui faillit causer la perte de l'œil, et n'eut de terme qu'au vingt-troisième jour. Depuis ce moment, l'organe se fortifia davantage, et M. de Rambuteau continue de jouir de la faculté de voir de cet œil.

OBSERVATION XV.

Cataracte par cause rhumatismale. Aspect singulier du cristallin. Guérison.

M. Gaspard ROSE, ci-devant membre du Sénat de Chambéry, âgé de quarante-neuf ans, ressentit, à trente-quatre, sur le gros orteil du pied droit, les premières atteintes d'un rhumatisme goutteux, héréditaire dans sa famille, et qui, parcourant successivement la tête, et les dents qu'il frappa de carie, se fixa, un an après, sur l'œil gauche, qui fut presque tout-à-coup privé de la faculté de voir. L'œil droit se perdit peu après, et le malade fut réduit à ne pouvoir distinguer que les objets peu éclairés, les jugeant dans leur masse plus que dans leurs détails, sans reconnoître leur couleur. Ses yeux étoient saillans, l'iris bleu, les pupilles étroites et mobiles, les chambres antérieures grandes; le cristallin gauche étoit divisé par une membrane triangulaire , en deux parties à peu près égales, dont l'une interne et inférieure, étoit d'un blanc-obscur et mat ; et l'autre externe et supérieure, étoit plus lisse et plus blanche : de sorte que M. Rose, pour distinguer encore quelques objets , étoit obligé de les rapprocher du grand angle. Le cristallin droit, d'une couleur grise, offroit dans son centre une membrane triangulaire d'un blanc uni et argentin.

Le 2 octobre 1797, j'opérai l'œil gauche. L'iris fut légérement blessé à sa partie inférieure , sans qu'il se fît aucun épanchement de sang. Le cristallin très-volumineux parut blanc et mou dans les deux tiers de sa circonférence ; dans l'autre tiers il étoit jaune et plus dur ; la membrane triangulaire, qui séparoit ces deux portions l'une de l'autre, et qui n'étoit qu'un débris de la cristalloïde antérieure, fut le seul accompagnement qui resta : je l'enlevai facilement avec des pinces. Le malade y vit très-bien, et sa guérison fut radicale le 21 du même mois.

OBSERVATION XVI.

Mouvement nerveux et défaillance pendant l'opération. Guérison.

Quoique l'opération de la cataracte ne soit pas douloureuse, j'ai vu plusieurs fois des malades éprouver des angoisses, des agitations qui étoient moins le résultat de la douleur que celui du trouble attaché à la crainte d'un défaut de succès : tel fut l'état de madame Drieux, âgée de soixante - quatre ans, de Lyon, demeurant à Charbonnières. Je l'opérai le 26 mai 1800. La section de la cornée étoit à peine achevée, qu'un tremblement violent s'empara de tout le corps, et fut bientôt suivi de défaillance. J'attendis la fin de cet instant de trouble, pour continuer l'opération qui s'acheva sans accidens, et eut tout le succès que l'on pouvoit désirer.

OBSERVATION XVII.

Danger d'un trop grand jour pendant l'opération.

Le 30 septembre 1800, j'opérai de la cataracte à l'œil droit M. ERAIL, âgé de soixante ans, chirurgien à Saint-Symphorien-le-Château. L'appartement dans lequel il étoit placé étoit alors tellement éclairé par la lumière du soleil, que l'impression d'un trop grand jour tint la pupille dans un état de contraction qui mit obstacle à l'issue du cristallin que je ne pus avoir qu'en faisant fermer les fenêtres, et commandant au malade de tenir quelques momens son œil ouvert dans l'obscurité. Dans cette situation la pupille se dilata par degrés, et le cristallin sortit spontanément. La guérison fut prompte.

OBSERVATION XVIII.

Capsule postérieure adhérente et très-épaisse, divisée par le kystitome, *et refoulée derrière l'iris. Guérison.*

M. Desgranges, âgé de soixante - trois ans, notaire à Villefranche, sujet à de longues migraines, qu'il soulageoit par l'abus du café, en éprouvoit moins depuis trois années, époque à laquelle la vue, affoiblie dans l'œil droit, parut offrir les premiers élémens d'une cataracte dont je pratiquai l'opération le 8 octobre 1800. L'œil étoit enfoncé dans l'orbite, l'iris d'un gris mêlé de jaune, la pupille mobile. Le cristallin d'un blanc-mat, légérement bleuâtre, eut de la peine à passer sous le lambeau de la cornée, et se dépouilla dans ce passage de quelques accompagnemens muqueux qu'il fallut enlever avec la curette. Sa capsule postérieure, restée contre le corps vitré, auquel elle tenoit par la plus forte adhérence, ne put être enlevée, malgré toutes mes tentatives, et je me vis forcé de la diviser avec le *kystitome* par une incision cruciale ; alors avec l'extrémité d'une très-petite curette j'en écartai les lambeaux, et les refoulai de tous côtés derrière l'iris. Le malade, qui supporta cette opération sans douleur, y vit très-bien, et sa guérison fut radicale les premiers jours du mois suivant. Le lambeau externe de la capsule paroissoit encore derrière l'iris, et formoit un petit noyau blanc qui gênoit un peu la vue ; tous les autres lambeaux ne paroissoient plus.

OBSERVATION XIX.

Cataracte fluide. Guérison.

M. Bonnevet fils , âgé de quinze ans , natif de Vienne, avoit, en nourrice, par suite d'une fluxion , perdu l'œil droit ; le gauche s'étoit affoibli depuis dix ans, et avoit été frappé consécutivement d'une cataracte. La pupille étoit dilatée, mobile, et le cristallin, d'un blanc - laiteux, offroit sur sa surface quelques points plus foncés, et des rayons membraneux, qui sembloient la diviser. L'extrême mobilité du globe de l'œil rendit la section de la cornée difficile à faire. A peine eus-je porté le *kystitome* sur le cristallin , qu'il s'en échappa une mucosité blanche,

fluide,

fluide, chargée de quelques flocons plus con-
sistans. Le jeune malade fut plusieurs minutes sans pouvoir distinguer aucun objet ;
mais peu à peu sa vue s'éclaircit, et il reconnut tout ce qui l'entouroit. Sa guérison
fut radicale le 2 novembre 1800, vingt-cin-
quième jour de l'opération.

OBSERVATION XX.

*Cristallin précipité spontanément dans la
partie inférieure de l'œil, enlevé avec la
curette. Guérison.*

Dans le mois de juin 1800, me trouvant
à Aix, dans le département du Mont-Blanc,
j'opérai le nommé DUBOIS, célibataire, âgé
de cinquante-neuf ans, aveugle depuis deux
ans. L'iris étoit jaune, la pupille mobile, le
cristallin d'un blanc-de-lait : à peine eus-
je incisé la capsule, qu'il sortit une grande
quantité de mucosités blanches et très-flui-
des. Le cristallin fort petit, opaque et dur,
se précipita de lui-même dans la partie inférieure de la chambre, où je ne crus point
devoir le laisser, parce que son peu de volume ne l'y auroit pas fixé assez fortement

C

pour être garanti du danger de le voir remonter. En conséquence, je l'enlevai avec la
curette. La guérison fut entière en peu de
jours.

OBSERVATION XXI.

M. CALLARD , prêtre , demeurant à Châ-
lons-sur-Saône, fut dans le même cas que
le malade indiqué ci-dessus , et guérit aussi-
bien que lui. Il étoit âgé de soixante ans , et
devoit sa cataracte à des lectures trop pro-
longées , et peut-être aussi à des douleurs
rhumatismales dont il avoit été longuement
affecté. Je l'opérai le 16 juin 1800.

OBSERVATION XXII.

*Cristallin hydatidiforme très-mou , enlevé
avec la curette. Guérison.*

Mademoiselle Agathe DE PIOLIN , âgée de
dix-huit ans , native de Chambéry, avoit eu
à ajouter aux malheurs de la révolution , la
douleur de la mort d'un père chéri , ressentie
avec tout ce que l'ame a de sensibilité à cet
âge. Une fièvre adynamique avoit été la suite

de son chagrin, et celle-ci, à son tour, avoit laissé, sur l'œil droit, une cataracte dans laquelle le cristallin avoit une couleur gris-blanc, plus foncée dans sa partie inférieure ; l'iris étoit brun, la pupille mobile. Je pratiquai l'opération le 4 juillet 1801 : elle n'eut rien de particulier que la peine que j'eus à faire sortir le cristallin qui, mou et cédant sous le doigt, n'offroit pas à la pression une assez grande résistance pour sortir facilement, et ne put être enlevé qu'avec la curette : il vint entier, et formoit une hydatide molle et sans accompagnement. Mademoiselle de Piolin fut guérie le quinzième jour.

OBSERVATION XXIII.

Cristallin large, très-mince, enlevé avec la curette. Guérison.

M. CIRCO, âgé de soixante-quatre ans, négociant, demeurant à Fary, dans le Charollois, avoit depuis plusieurs années sur l'œil droit, une cataracte dans laquelle le cristallin paroissoit d'un blanc-jaune ; la pupille étoit mobile, et l'œil très-enfoncé. Je l'opérai le 25 avril 1802. Il sortit beaucoup d'humeur

de *Morgagni*, dont l'aspect étoit puriforme ;
le cristallin large et excessivement mince
resta seul, et ne put être poussé au dehors
par les pressions les plus ménagées ; il se pré-
cipitoit de préférence dans la partie inférieure du globe ; je l'enlevai avec la curette
sans beaucoup de difficulté. Il survint une
inflammation considérable, et la guérison
ne fut radicale que le 19 juin suivant.

OBSERVATION XXIV.

Staphilôme considérable guéri par le
caustique.

Madame DE COTON, ex-religieuse, âgée de
soixante-neuf ans, étoit au huitième jour
d'une cataracte opérée avec le plus grand
succès, lorsqu'un staphylôme se forma dans
la partie la plus basse de la plaie de la cornée, dont la paupière inférieure avoit un
peu gêné la réunion : il devint aussi gros
qu'une lentille ; et toute compression paroissant inutile, je le détruisis par l'application
réitérée de la pierre infernale. La guérison
ne fut entière qu'un mois après.

ARTICLE SECOND.

Maladies du corps vitré mettant obstacle au succès de l'opération.

OBSERVATION XXV.

Marie COMMARMOT , âgée de trente-un ans, de Haute-Rivoire, sur la route de Feurs, bien réglée , quoique avec peu d'abondance, n'ayant jamais souffert des yeux ni de la tête, s'aperçut en 1792, après plusieurs nuits passées au travail , que sa vue affoiblie étoit encore troublée par des mouches et des fils d'araignée qui sembloient voltiger devant ses yeux. En peu de jours elle fut dans l'impossibilité de se conduire, et l'on crut à l'existence d'une goutte-sereine commençante. Plusieurs remèdes , vomitifs et purgatifs, les vésicatoires portés successivement à la nuque, sur la tête et aux tempes, furent sans succès; et ce ne fut que deux ans après , le 14 avril 1794, qu'elle vint réclamer de nouveaux secours. Elle avoit les yeux gros, saillans; les iris d'un jaune-foncé, très-portés en avant, touchant presque la partie posté-

C 3

rieure de la cornée ; de manière que la chambre antérieure n'avoit que la moitié de son diamètre accoutumé ; la pupille droite étoit dilatée et immobile ; le cristallin d'un vert-d'eau ; la pupille gauche étoit resserrée, et le cristallin d'un gris-jaune peu foncé. La malade distinguoit encore le jour de la nuit.

Je l'opérai de l'œil gauche le 11 juin. Le cristallin sortit très-blanc, muqueux, sans consistance et se rompant sous le doigt. La malade distingua plusieurs objets : j'espérai avec elle ; mais les paupières s'œdematèrent, la conjonctive se boursouffla le 26, et toutes les précautions qu'il fut possible de prendre ne purent empêcher la perte de la vue, quoique la cicatrice de la cornée fût parfaite, et l'œil dans l'état le plus favorable le 5 août suivant. On distinguoit alors dans le corps vitré la même couleur de vert-d'eau que j'avois remarquée dans le cristallin.

OBSERVATION XXVI.

Pierre POUPÉ, âgé de cinquante ans, tonnelier, s'étoit aperçu, depuis vingt ans, que sa vue s'affoiblissoit dans l'œil gauche, et que lorsqu'il regardoit la lune, elle lui paroissoit noire. Les progrès vers la cécité furent lents, car lorsqu'il vint à l'hôpital, dans l'été de 1796, il voyoit encore à se conduire, en tournant la tête de côté. La pupille étoit très-dilatée, le cristallin presque noir, et les iris d'un jaune-foncé taché de noir. L'œil droit ne s'étoit affecté que depuis huit ans, et cependant l'aveuglement y étoit parfait, au point d'être à peine sensible à la clarté du soleil. La pupille étoit très-resserrée, immobile, et le cristallin, d'un jaune-verdâtre, paroissoit être profondément situé. Après avoir porté le pronostic le plus douteux, cet œil fut celui que j'opérai le 19 juin. A peine la cornée fut-elle incisée, que le cristallin très-gros, et d'un jaune-clair, sortit avec force et sans accompagnement. Le malade ne distingua pas les objets; et quoique l'organe parût dans la disposition la plus favorable, le 18 juillet, il n'étoit pas plus sensible à la lumière; la pupille avoit cependant repris quelque mobilité.

OBSERVATION XXVII.

Guillaume CHEVRON , menuisier , âgé de soixante et dix-sept ans, n'ayant jamais été malade, perdit l'œil gauche, en 1793, par l'effet d'une violente fluxion. Peu après, la vue s'affoiblit dans le droit; la cornée perdit sa transparence, sans toutefois paroître tachée; enfin la cataracte se forma. Il y avoit quatre mois qu'il ne distinguoit plus de cet œil que le jour et les ténèbres, lorsqu'il vint à l'hôpital. La chambre antérieure étoit étroite, l'iris d'un jaune-gris, la pupille peu mobile, le cristallin d'un gris-cendré, et enfoncé. Je l'opérai le 19 septembre de l'année 1795. La section de la cornée se fit très-bien et sans efforts; mais à peine fut-elle achevée, que malgré l'abaissement de la paupière, le cristallin fut poussé au dehors avec la plus grande partie du corps vitré; celui-ci fut suivi d'une grande quantité de sang qui remplit le globe et s'échappa abondamment entre les paupières. Le cristallin, que j'examinai, étoit dur, noir et complettement dépouillé de sa membrane; le corps vitré étoit fluide et sans consistance. Malgré les fomentations froides, le sang continua de couler le reste du jour, et couloit encore le lendemain : la perte de l'œil fut complette.

OBSERVATION XXVIII.

Benoit DEMAR, âgé de soixante-sept ans, ouvrier en soie, avoit été, dans sa jeunesse, sujet à de fréquens maux de tête, suivis d'hémorragies nasales, et à quelques dépôts dont les cicatrices sembloient indiquer l'existence d'une humeur strumeuse. Depuis deux ans il étoit aveugle, lorsqu'il vint à l'hôpital le 24 septembre 1797. Les cristallins étoient gros, très-larges, d'une couleur verdâtre uniforme ; ils s'engageoient presque dans les pupilles complettement immobiles, et dilatées au point que l'iris presqu'effacé ne formoit plus qu'un cercle excessivement étroit ; la saillie de l'iris et du cristallin remplissoit presque en totalité la chambre antérieure. Le 10 octobre, je pratiquai l'opération sur l'œil gauche. Il sortit peu d'humeur aqueuse ; le volume du cristallin en rendit l'issue difficile ; la pupille se resserra et reprit son diamètre ordinaire ; mais le malade ne distingua aucun objet, et quoique la cicatrice se fît avec facilité, l'insensibilité de l'œil à toute espèce de lumière, resta absolue.

OBSERVATION XXIX.

Madame Lapierre veuve d'un tanneur du faubourg de Vaise, âgée de soixante et dix ans, avoit été opérée d'une cataracte à l'œil droit par M. *Rey*, et tout le talent de ce chirurgien habile n'avoit pu sauver cet organe, qui se vida complettement au moment où la section de la cornée fut faite. Cinq ans après, la même maladie s'étoit formée sur l'œil gauche; le cristallin étoit gros, d'un gris-foncé; la pupille large, peu mobile; l'iris d'un gris-bleu, et la première chambre d'une moyenne grandeur. Instruit de ce qui s'étoit passé lors de sa première opération, je crus devoir pratiquer celle-ci par la méthode de l'abaissement, comme le moyen le plus sûr pour éviter l'issue du corps vitré; mais le malheur voulut qu'en la faisant, l'aiguille s'engagea dans le cristallin, qui fut porté à travers la pupille, et passa dans la chambre antérieure, d'où je crus devoir l'extraire par une très-petite incision faite à la cornée, pour ne pas voir arriver l'accident qui avoit déjà causé la perte de l'autre œil. A peine la cornée fut-elle ouverte, que, même sous la paupière abaissée , le corps vitré s'échappa tout entier. Il y eut aussitôt une hémorragie assez abondante , qui ne s'arrêta complettement que le lendemain. Le cristallin se trouva très-dur, très-gros et complettement dépouillé de ses capsules. Les douleurs qui suivirent cet accident ne furent point aussi considérables qu'on auroit pu le redouter.

OBSERVATION XXX.

Rose Dumas , fille âgée de vingt-deux ans, demeurant au Bourg-Argental, avoit depuis dix ans perdu la vue de l'œil droit, après une gale mal traitée, seule maladie importante qu'elle eut essuyée ; l'œil gauche n'avoit cessé de voir que depuis deux ans. J'opérai le premier, le 23 mai 1798. L'iris étoit brun, la pupille assez grande et mobile ; le cristallin blanc paroissoit profondément situé, et indiquoit l'épaississement de sa capsule postérieure. La cornée ouverte, il ne sortit qu'une mucosité très-fluide, qui laissa voir, dans le fond de la chambre, une membrane très-épaisse, adhérente au corps vitré. Je la saisis avec des pinces pour l'enlever; mais, à la première extraction, le corps vitré, placé derrière elle, sortit presqu'entier sous la forme d'un fluide huileux et jaunâtre; le résultat de cet accident fut la perte de l'œil.

ARTICLE TROISIÈME.

Cataractes pierreuses.

OBSERVATION XXXI.

Dans un homme âgé de quarante-trois ans, j'ai trouvé, quatorze ans après un coup reçu sur l'œil, une cataracte pierreuse. La cornée étoit très-convexe, la pupille étroite et immobile, l'iris adhérent au cristallin, dont la couleur étoit d'un blanc fort remarquable. L'incision de la cornée faite, il sortit un peu de mucosité dont l'issue permit de voir à travers la pupille deux ou trois points blancs, mobiles. Les pressions les mieux ménagées furent insuffisantes pour faire sortir le cristallin; il falloit aller le chercher avec la curette; il étoit rond, très-opaque, dépouillé de sa capsule antérieure, mais encore logé dans la postérieure, dont la consistance étoit vraiment pierreuse. Le malade me distingua que le jour, et les soins les plus assidus ne purent éloigner les accidens qui amenèrent la perte de l'œil.

OBSERVATION XXXII.

Claudine DUCHÊNE, âgée de cinquante-neuf ans, de Saint - Michel près Condrieu, s'occupant aux travaux des champs, avoit perdu, depuis six ans, la vue de l'œil droit, sans autre accident antérieur qu'une violente douleur conservée pendant une année dans tout ce côté de la tête. Elle avoit les yeux gros, les iris bleus, entourés d'un cercle gris près de la pupille ; celle - ci étoit à peine mobile, et le cristallin d'un blanc - terne et calcaire, d'une figure triangulaire, tremblant et mobile dans l'œil, ne permettoit pas de douter qu'il fût d'une consistance pierreuse. L'opération en donna la preuve le 25 octobre 1799, car je reconnus alors que tout le cristallin étoit détruit, à l'exception de sa membrane qui étoit dure et réellement pierreuse. Je ne pus l'enlever qu'avec des pinces pour la dégager de l'iris qui l'enveloppoit ; ce qui ne put se faire sans quelque violence et un épanchement de sang. La malade n'y vit point, et l'œil fut perdu; celui du côté opposé étoit bon. J'ai conservé cette cataracte dans ma collection.

OBSERVATION XXXIII.

Jean BECAND, cultivateur, âgé de trente-six ans, fut sujet, dans son enfance, à des hémorragies nasales, et toute sa vie, à des douleurs de tête considérables. A vingt-huit ans, une violente fluxion lui fit perdre l'œil droit, par la formation d'une cataracte dans laquelle le cristallin présentoit trois points d'un blanc-de-craie, séparés par une teinte d'un blanc-laiteux; la pupille étoit immobile, très-étroite; l'iris d'un gris-bleu, la chambre antérieure fort petite. Depuis deux ans, la même maladie s'étoit formée dans l'œil gauche, à la suite de douleurs rhumatismales qui, fixées sur le cou et le bras du même côté, avoient paru trouver leur solution dans le développement même de la cataracte.

Quoique n'attachant aucun espoir de succès à une opération entreprise dans d'aussi fâcheuses circonstances, je crus devoir céder aux instances d'un malheureux, qui, condamné à une incurable cécité, demandoit avec larmes une tentative dans laquelle il entrevoyoit quelque espoir, et, le 25 mai 1797, j'opérai l'œil droit. L'extraction du cristallin fut difficile; n'obéissant à aucun effort de pression, je portai alternativement sur lui la curette et les pinces: ce dernier moyen fut le seul qui réussit; mais la cristalloïde postérieure, très-dure et très-opaque, resta, malgré toutes mes tentatives pour la détacher, et mit obstacle au passage de la lumière. Le cristallin fut observé après l'opération. Les trois points d'un blanc-de-craie étoient pierreux, et se trouvoient séparés, dans leur centre, par un noyau de mucosité assez considérable. L'inflammation qui survint le même soir, fut très-violente, et ses suites amenèrent la fonte du globe de l'œil.

ARTICLE QUATRIÈME.

Cataractes opérées par le procédé de
M. GUERIN, *de Bordeaux.*

RAPPORT SUR CE PROCÉDÉ, FAIT A LA SOCIÉTÉ DE MÉDECINE DE LYON.

Quoique des motifs d'une préférence que je crois fondée, m'aient fait adopter la mé

thode de *Wenzel*, avec les modifications que
j'ai indiquées plus haut, cependant j'ai opéré
assez souvent avec l'instrument de M. *Guerin*,
de Bordeaux, pour être autorisé à citer mon
expérience. J'avois reçu cet instrument des
mains mêmes de ce savant distingué, et je
n'en ai jamais employé d'autres, sa forme
m'ayant paru infiniment préférable à toutes
les modifications par lesquelles on a cru
devoir le corriger. J'ai suivi, dans son application, tous les conseils donnés par son
auteur; et la seule modification que j'ai faite
à son procédé, a été d'opérer les malades
couchés; situation dont j'ai déjà exprimé tous
les avantages, et qui m'a paru plus nécessaire
encore avec un instrument dont l'action excessivement rapide, ne laisse pas à l'œil le
temps de se préparer contre l'effort de contraction de ses muscles.

La Société de Médecine m'ayant fait l'honneur de me choisir pour faire sur le vivant les
expériences qui pouvoient la mettre en état
de fixer son opinion sur la bonté de cet instrument, il ne sera peut-être pas inutile de
faire précéder mes observations par le rapport que je fis à cette Compagnie savante, en
août 1797, ajoutant seulement que depuis
cette

cette époque j'ai confirmé, par un grand nombre de faits, la supériorité du procédé dont M. *Guerin* a enrichi le domaine de l'art.

De toutes les infirmités qui peuvent affliger la vie, la formation de la cataracte et l'aveuglement qu'elle détermine, est une des plus pénibles à supporter ; elle frappe l'homme dans son dernier âge, comme si la nature vouloit lui faire prévoir de loin l'obscurité des tombeaux ; elle rompt tout-à-coup la plus belle partie des rapports par lesquels il est lié avec les objets qui l'entourent ; elle l'isole avec sa pensée, et prive sa main du pouvoir d'exécuter tout le bien que peut concevoir son cœur. Il a donc bien mérité des hommes, celui qui les rend ainsi à la plus importante de leurs fonctions ; celui qui fournit à l'art des moyens plus prompts, plus faciles ou plus sûrs, pour arriver à de tels résultats. C'est cette heureuse adresse, cette précieuse invention, que la Société de Médecine a voulu récompenser, en accordant, dans l'une de ses séances publiques, son premier prix d'émulation au Mémoire de M. *Guerin*, de Bordeaux, auteur d'un instrument à ressort, avec lequel l'opération de la cataracte se fait d'une manière rapide, sure et

facile. Chargé par la Société d'appliquer au
sujet vivant l'instrument et la méthode de
l'auteur, voici quel est le résultat de mes ob-
observations sur vingt-un malades opérés ce
printemps.

Chez tous, l'instrument se place avec facilité contre l'œil, quelle que soit sa mobilité,
parce qu'on peut en suivre les mouvemens
sans danger, et même jusque sous les paupières. La légère compression qu'il exerce
sur la cornée transparente, augmente la
sureté du point d'appui, et la fixité du
globe de l'œil : la lame tranchante, obéissant
au ressort de détente, part avec la rapidité de l'éclair, et coupe la cornée dans un
instant indivisible. Cette section se fait avec
tant de promptitude et de netteté, que la
trace en est à peine sensible, que l'humeur
aqueuse ne s'écoule point, et que le malade
est averti par le bruit de l'instrument avant
de l'être par la douleur. Je n'ai point remarqué de commotion funeste ; elle cesse dès-
que l'instrument a pénétré l'épaisseur de la
cornée, parce que la résistance est alors
vaincue. Dans deux cas, à la vérité, le cristallin et une petite portion du corps vitré
sont tombés brusquement sur la joue du

malade; mais cet accident fût arrivé avec tous les instrumens et dans toutes les méthodes, parce que la capsule du cristallin étoit détruite par exfoliation, et que cette circonstance particulière semble être une de celles dans lesquelles cet instrument ne doit point être employé. Peu de malades ont souffert, et dans la plupart l'œil n'a offert, pendant les quatre premiers jours, aucune trace d'inflammation; mais à cette époque, l'œil a rougi dans quelques-uns, le lambeau de la cornée s'est soulevé, et une légère suppuration a paru s'établir à la circonférence; effet que je crois pouvoir attribuer à la forme triangulaire du lambeau, qui offre à sa partie inférieure un angle trop aigu, et à l'espèce de contusion qui résulte, pour les lèvres de la plaie, du passage trop rapide d'une lame très-courte, dont le tranchant ne peut être assez affilé. Quoi qu'il en soit de ces reproches légers, les résultats de mes essais ont été que, sur vingt-un malades opérés par cette méthode, dix-huit sont sortis de l'hôpital guéris; les trois autres ont perdu l'œil à la suite d'une inflammation excessive; mais ces malades étoient jeunes, c'est-à-dire, à l'âge où la cataracte est toujours une maladie, et jamais une altération naturelle ; j'avois annoncé d'avance le peu d'espoir qu'il falloit attacher à de telles opérations.

L'instrument de M. *Guerin*, de Bordeaux, est donc innocent de ces défauts de succès : il a réussi dans tous les cas où ce succès pouvoit dépendre de lui ; il a atteint le but de son auteur, en exécutant d'une manière prompte et facile la première et la plus difficile partie de l'opération de la cataracte ; enfin il a justifié la Société de Médecine de Lyon, qui, en plaçant la couronne de l'émulation sur la tête de son inventeur, paya le juste tribut qu'elle devoit au génie, et ne fit que continuer l'estime qu'elle attachoit, depuis longtemps, à un nom justement cher à tous nos Concitoyens.

Qu'on ne s'imagine pas cependant que la main guidée par peu de savoir, puisse s'armer, sans danger, de cet instrument. Si l'ignorance peut s'aider quelquefois des conceptions des hommes de génie, si elle peut se déguiser par l'emploi d'un heureux mécanisme, il faut que ses agens fassent tout par eux-mêmes, et qu'il ne puisse exister qu'une manière d'en faire usage ; mais s'ils ne s'appliquent qu'à un temps de l'opération, si cette application même peut être utile ou funeste , suivant la précision avec laquelle elle est faite ; si elle peut se combiner avec des circonstances imprévues, qui exigent de l'expérience , et demandent beaucoup à la pensée, que la main de l'ignorant se repose, et qu'il apprenne que si tous les cœurs doivent compatir aux maux de l'humanité , on n'appelle à la secourir que des mains intelligentes et sûres.

OBSERVATION XXXIV.

Adhérence du cristallin à sa partie supérieure. Issue d'une partie du corps vitré. Guérison.

Pierre LESPINASSE , âgé de cinquante-six ans, cultivateur, de la commune de Saint-Victor, département de la Loire, avoit à l'œil droit une cataracte. Le cristallin présentoit une couleur jaune , moins foncée dans la circonférence qu'au centre. Je l'opérai , le 26 mai 1800, avec l'instrument de M. *Guerin*, de Bordeaux. La section de la cornée fut rapide et sans douleur ; l'humeur vitrée sortit au même instant en assez grande quantité, et se fût peut-être totalement évacuée, si le cristallin adhérent à sa partie supérieure, ne lui eût présenté un obstacle réel. Ne pouvant me permettre de comprimer sur le globe de l'œil, je me servis d'une curette que je portai de bas en haut sous le cristallin, et avec laquelle, après plusieurs efforts, je l'enlevai dans toute son intégrité. Je n'osai tenter sur cet œil l'expérience de la lumière; mais les accidens que sembloient devoir faire redouter les circonstances pénibles de cette opération, ne se développèrent pas, et le 15 juin, Lespinasse sortit de l'hôpital bien guéri.

OBSERVATION XXXV.

Cristallin échimosé. Vomissemens et difficulté d'uriner après l'opération. Guérison.

Le même jour, j'opérai Pierre AIMÉ, âgé de soixante-trois ans, cultivateur à Beauregard. L'œil étoit très-enfoncé, la chambre antérieure grande, l'iris jaune, la pupille mobile, le cristallin d'un blanc-mat légérement bleuâtre. L'opération fut prompte et facile ; le cristallin, volumineux et fort dense, avoit une couleur violet-clair, comme s'il eût été le siége d'une ancienne échimose. Le soir de l'opération, le malade se plaignit d'une difficulté d'uriner, qui se prolongea le lendemain, et fut accompagnée de vomissemens et de fièvre. L'œil étoit cependant sans douleur et sans inflammation. Le 28 mai, tous les accidens n'existoient plus. Le 4 juin, le malade distinguoit parfaitement les objets, quoique le lambeau de la cornée fût rouge et légérement boursoufflé dans sa partie inférieure : il fut guéri le 13 juin.

OBSERVATION XXXVI.

Crainte d'un staphylôme. Coup reçu sur l'œil peu après l'opération. Guérison.

François DUSSURGEY, âgé de soixante et quinze ans, chapelier, fut opéré de l'œil droit, le 26 mai 1800. L'extrême mobilité de cet organe ne me permit de fixer l'instrument qu'après de longs tâtonnemens. La section de la cornée fut prompte ; mais un vaisseau variqueux de la conjonctive fournit assez de sang pour exiger des lotions d'eau froide très-répetées. Cette hémorragie étant arrêtée, je piquai la capsule avec le *kistitome*, et le cristallin sortit sans efforts. Le 28, à la levée du

D 4

premier appareil, la conjonctive parut échimosée; le 3o, l'iris s'engageoit un peu dans
la partie moyenne et inférieure de la plaie ;
l'appareil fut rendu plus compressif; le 5
juin, toute trace de staphylôme avoit disparu; le malade y voyoit à merveille, lorsqu'un
vase, placé au-dessus de son lit, tomba sur son
œil. Une douleur extrême se fit ressentir sur-
le-champ, la peau fut échimosée, les paupières se tuméfièrent, la chambre antérieure
se remplit de sang , et je crus l'œil perdu ;
mais plusieurs sangsues appliquées autour de
la tempe et des paupières, des fomentations
froides, faites continuellement, arrêtèrent la
marche des accidens; et, le 6 juillet suivant,
le malade y voyoit aussi-bien qu'avant ce fâcheux événement.

OBSERVATION XXXVII.

Inflammation catarrhale après l'opération.
Guérison.

M. DISSARD, âgé de soixante-six ans, épi-
cier, de Roanne, fut également opéré le 26
mai 1800. Le succès fut tel qu'on pouvoit le
désirer, et le malade distingua tous les ob-

jets avec une netteté remarquable. Les trois premiers jours furent sans douleur et sans inflammation dans le globe; mais le malade sujet à un asthme et à de fréquentes douleurs de tête, fut pris d'un catarre violent, qui fixa sur l'œil opéré beaucoup de rougeur et de sensibilité, et ne permit de regarder cet organe comme hors de danger que le 29 juin suivant. M. Dissard partit pour Roanne, bien guéri, peu de jours après.

OBSERVATION XXXVIII.

Cristallin avec accompagnemens. Guérison.

Marguerite DEVEAU, âgée de quarante-trois ans, de Sainte-Blandine près la Tour-du-Pin, avoit depuis deux ans, perdu la vue à la suite d'un rhumatisme aigu. L'œil droit, affecté le premier, présentoit son cristallin d'un blanc-mat, ayant dans sa partie moyenne et antérieure quelques stries blanchâtres; sa pupille étoit dilatée, mais peu contractile; celle de l'œil gauche se contractoit mieux, et le cristallin plus aqueux étoit moins opaque dans son centre qu'à sa circonférence, où se remarquoient deux petits points jau-

nâtres, membraneux ; les chambres antérieures étoient spacieuses, et les iris d'un gris
tirant sur le brun. Marguerite fut opérée le
26 mai 1800. Le cristallin dur, opaque, d'une
couleur jaune, fut suivi de beaucoup d'accompagnemens. Le 30, la cicatrice de la
cornée étoit faite, et, le 9 juin, la guérison
radicale.

OBSERVATION XXXIX.

Charlotte BARAUD, âgée de soixante-cinq
ans, fut opérée de la même manière et guérie
le septième jour.

OBSERVATION XL.

André GALAND, âgé de quarante-huit ans,
maçon, du Puy-en-Vélay, fut opéré le 6 juin,
et guéri le 9.

OBSERVATION XLI.

Claude AUGIER, âgé de soixante-quatre
ans, tisserand, de S.-Jean-de-Moustier, fut
opéré le même jour, et guéri le 17. Le cinquième jour, l'œil fut légèrement enflammé.

OBSERVATION XLII.

Claude PLATARD, cultivateur, âgé de soixante-neuf ans, de Belleville, eût été aussi promptement guéri, sans un rhume violent qui fixa sur l'œil une forte inflammation : la guérison fut cependant radicale le 2 juillet.

OBSERVATION XLIII.

Claude GROS, âgé de quarante-huit ans, fabricant de bas, au Pont-d'Ain, fut guéri le 13 juillet, septième jour de l'opération : une rougeur assez vive avoit soulevé la conjonctive, le 8 et le 9.

OBSERVATION XLIV.

Madame veuve LAVAGNE, de Roanne, âgée de soixante ans, avoit été opérée sans succès de l'œil gauche à la méthode de *Wenzel :* le 6 juin, je pratiquai sur l'œil droit celle de M. *Guerin :* le 21, la guérison fut complette.

OBSERVATION XLV.

Françoise VERNEY, âgée de soixante - sept ans, fut opérée avec une promptitude et un succès qui promettoient une cure radicale le quatrième jour; mais un vice de régime et une indigestion produisirent une inflammation violente de l'œil, qui ne put être calmée que le 1.er juillet suivant.

OBSERVATION XLVI.

Pierre BUTEL, âgé de cinquante - six ans, marinier, de Trévoux, fut opéré le 10 juin, et guéri le 13.

OBSERVATION XLVII.

Dans le mois d'avril 1801, j'opérai à Bourg madame Bergier, épouse d'un notaire : l'opération fut prompte et à peine douloureuse, et la guérison radicale au dix-septième jour.

OBSERVATION XLVIII.

*Cristallin mou, avec accompagnemens; adhé-
rence dans sa partie supérieure. Issue d'une
petite quantité d'humeur vitrée. Non succès.*

Benoît FARIÈRE, âgé de trente-deux ans,
natif d'Albigny, cultivateur, avoit depuis
vingt ans perdu l'œil gauche sans cause déterminée. La chambre antérieure étoit grande, l'iris jaune-brun, la pupille dilatée, peu
mobile, le cristallin large, floconneux, d'un
blanc-de-lait. Le 6 juin 1800, je pratiquai
l'opération : la section de la cornée fut
prompte et facile; le cristallin adhérent dans
sa partie supérieure, étoit blanc, peu opaque, peu dense, et entouré de beaucoup
d'accompagnemens : en cherchant à le détacher avec la lame du *kystitome*, il s'écoula
une assez grande quantité d'humeur vitrée.
Le 8, en levant le premier appareil, je trouvai les paupières enflées ainsi que la conjonctive; le lambeau de la cornée étoit
soulevé par la membrane de l'humeur vitrée, interposée entre les lèvres de la plaie;
il y avoit beaucoup de rougeur, de chaleur

et de sensibilité. Le résultat de tous ces accidens fut la suppuration et la perte du globe
de l'œil.

OBSERVATION XLIX.

*Cristallin emporté avec l'instrument. Com-
plication de goutte-sereine. Non succès.*

Jean BACHAUX, Genevois, âgé de vingt-
huit ans, perdit la vue après une fièvre in-
termittente-quarte, conservée pendant une
année : l'œil droit, que j'opérai le 6 juin, étoit
saillant, l'iris brun, la pupille dilatée, à
peine mobile ; le cristallin volumineux,
vacillant, d'un blanc-mat, présentoit dans
sa surface des stries membraneuses, disposées en croix de Malte ; la lumière du
plus grand jour étoit à peine sensible. En
faisant la section de la cornée, le malade
éprouva une grande surprise ; la lame de
l'instrument traversa le cristallin qui y resta
fixé, et fut ainsi entraîné au dehors avec plusieurs accompagnemens, sans aucune portion
du corps vitré. Le 9, la plaie de la cornée
étoit guérie, l'œil net et fort clair ; mais la
cécité resta la même, preuve assez évidente,

que la cataracte n'avoit été dans ce malade
que le symptôme d'une affection plus profonde de l'œil ou du cerveau.

OBSERVATION L.

*Cristallin sorti rapidement. Crainte d'une
cataracte secondaire. Guérison.*

Jean - Marie REBOUL, âgé de vingt - cinq
ans, perdit la vue à la suite de violens maux
de tète qui ne se terminèrent que par la formation de la cataracte. La chambre antérieure étoit grande, l'iris d'un gris-blanc, la
pupille dilatée, peu mobile, le cristallin d'un
blanc tirant légèrement sur le bleu. J'opérai
l'œil droit, le 10 juin. Au moment de la section de la cornée, le malade éprouva un
mouvement spasmodique qui lui fit serrer
fortement les paupières, et le laissa étonné
quelques minutes. Lorsque j'eus porté le
kystitome sur le cristallin, celui-ci sortit
avec rapidité : il étoit petit, d'un jaune-verdâtre, et laissa après lui beaucoup d'accompagnemens que j'enlevai avec la curette.
N'ayant aperçu aucune trace de capsule, je
redoutai la formation d'une cataracte secon-

daire ; cependant cet accident n'eut pas lieu : le malade y vit très-bien à la levée du premier appareil, quoique l'extrémité inférieure du lambeau de la cornée fût soulevée, rouge et dans un état d'inflammation légère. La guérison fut entière le 5 juillet.

CONSÉQUENCES TIRÉES DE TOUS LES FAITS CI-DESSUS.

La cessation subite des douleurs habituelles de tête dans les personnes d'un certain âge, est souvent suivie de cataracte.

J'ai vu la cataracte exister, à vingt ans, comme symptôme d'une affection de poitrine, et très-souvent comme celui d'une affection scorbutique mortelle, ou d'un principe strumeux.

Les cataractes les plus belles en apparence peuvent être le symptôme d'une maladie du corps vitré : cependant j'ai remarqué que dans la plupart de celles qui avoient ce caractère, le cristallin étoit très-gros, saillant et d'une couleur verdâtre, assez semblable à celle d'une grande masse d'eau : il ne faut alors jamais compter sur le succès de l'opération.

Plus on est jeune, plus les chances de

l'opération

l'opération sont douteuses, à l'exception cependant des très-jeunes enfans chez qui elle m'a toujours réussi par la méthode de l'abaissement.

J'ai vu plusieurs cataractes succéder d'assez près à des fièvres adynamiques graves, pour que l'on pût croire que l'une fût la conséquence de l'autre; mais alors elles sont symptômatiques : la maladie commence par le corps vitré, et l'opération est sans succès.

Un coup violent, qui fait perdre un œil, peut déterminer la formation d'une cataracte dans l'œil opposé : alors, quoique celle-ci présente tous les caractères qui promettent le succès, l'opération la mieux faite ne réussit pas toujours à rendre la vue.

Quelle que soit l'ancienneté d'une cataracte, on peut conserver une espérance fondée de guérison ; mais on doit en opérant, se tenir en garde contre l'issue du corps vitré.

Dans le plus grand nombre de personnes affectées de la cataracte, l'iris m'a paru être d'une couleur bleu-clair , ou d'un brun mêlé de taches noires. Cette maladie est plus rare dans les yeux dont l'iris est d'une autre couleur.

L'immobilité de la pupille, qui est occasionée par le volume du cristallin, ne met pas obstacle au succès de l'opération. Celle qui tient à l'adhérence de l'iris, est plus fâcheuse; enfin, celle qui est le résultat de la paralysie, doit être regardée comme incurable.

Lorsque la circonférence du cristallin conserve quelque transparence, la pupille est très-dilatée pour recevoir un plus grand nombre de rayons lumineux; l'effort qu'elle fait alors la maintient dans cet état de dilatation constante qui la prive quelquefois de l'avantage de se contracter, et peut faire soupçonner une goutte sereine.

On doit aimer à voir le cristallin d'une couleur gris-cendré; c'est celle qui indique les dispositions les plus favorables pour le succès de l'opération. La couleur jaune vient ensuite. La couleur noire fait présumer l'échimôse ou la dessication du cristallin. La couleur rouge laisse redouter l'altération des parties profondes du globe par suite des dilatations variqueuses des vaisseaux sanguins. Enfin, la couleur verdâtre est celle qui donne le moins d'espoir, puisqu'elle annonce constamment la complication d'un glaucome, ou d'une goutte sereine.

Un cristallin d'un gris-noir-foncé, qui paroît profondément placé derrière l'iris, avec contraction de la pupille, semble indiquer que la maladie a commencé par la cristalloïde postérieure; que cette membrane est épaisse, peut-être adhérente, et que l'opération pourra présenter quelques difficultés.

Les cataractes dans les enfans s'offrent presque toujours avec une couleur blanc-de-lait plus ou moins azuré; elles sont en général molles, formées par l'humeur de *Morgagni* ou par la fonte du cristallin; car, dans plusieurs enfans, il m'est arrivé de n'en apercevoir aucune trace.

Une cataracte qui se présente sous la couleur d'un blanc-laiteux, peut offrir un cristallin jaune et solide.

On est en droit de soupçonner que le cristallin est dissous, ou qu'il sera suivi de beaucoup d'accompagnemens, quand sa couleur, d'un blanc-jaune ou laiteux, est plus foncée dans sa partie inférieure; quand les mouvemens de la tête y font remarquer une espèce d'agitation que rendent encore plus sensible de douces frictions faites sur la paupière supérieure fermée; enfin, quand le malade distingue encore une grande masse de lumière.

La dissolution du cristallin réduit en eau

ou en matière puriforme, n'entraîne d'autre inconvénient que celui de l'épaississement des capsules; ce qui peut présenter quelques difficultés au moment de l'opération.

Les cataractes dans lesquelles le cristallin est sous forme d'hydatides, et qu'on appelle *hydatidiformes* ou *puriformes*, sont plus fréquentes dans les jeunes sujets, et d'une guérison moins facile.

Lorsque le cristallin se présente à l'œil qui l'observe, de manière à montrer une surface lisse, unie, brillante, réfléchissant fortement la lumière, ordinairement blanche, il est probable que sa capsule antérieure est intacte, que l'on sera forcé de faire usage du *kystitome*, et par conséquent qu'il n'existe point de maturité de consomption dans le sens déterminé par *Cusson;* mais on reconnoît les premiers degrés de cette maturité dans les signes suivans : la surface du cristallin n'est pas également opaque; elle est cotonneuse dans quelques points, tandis que dans d'autres elle présente des stries membraneuses, de formes et de directions variées, selon que la destruction de la capsule a lieu dans des points différens : ainsi, ces stries sont disposées en étoiles, en bandes plus ou

moins larges, en points inégaux, etc. On
peut présumer que la maturité est complette,
c'est-à-dire, que la cristalloïde antérieure est
détruite ; que l'usage du *kystitome* sera inutile ; que le cristallin pourra sortir seul, et
par conséquent qu'il faut de plus grandes
précautions en touchant le globe de l'œil, et
en divisant la cornée, lorsque la surface du
cristallin est d'une couleur mate, blanche ou
jaune, comme cotonneuse, veloutée ou semblable à la fumée, et lorsqu'une douce fric-
tion exercée sur le globe, paroît donner quelque mouvement à la surface du cristallin.

Si le cristallin dans sa totalité paroît agité
par une espèce de tremblement, quelquefois
douloureux, on peut présumer que sa cristalloïde postérieure est détachée du corps
vitré, ou détruite, et par conséquent qu'il
existe une maturité d'exfoliation, telle que
l'a indiquée *Cusson* dans son excellente *Dissertation sur la Cataracte*. Ce signe peut encore servir à faire reconnoître celle qui est
purulente ou hydatidiforme. C'est dans des
cas semblables que cette maladie a été spontanément guérie par la chûte imprévue du
cristallin dans la partie basse de la chambre
postérieure ; c'est alors aussi que l'issue du

corps vitré est à redouter au moment de l'opération, et que la méthode de M. *Guerin* peut n'être pas sans danger.

J'ai vu, dans une jeune fille de onze ans, le cristallin muqueux faire, pour ainsi dire, hernie à travers une déchirure de sa membrane, et s'élever dans ce point, comme une espèce de pyramide qui s'engageoit dans le milieu de la pupille, et donnoit au cristallin une apparence tout-à-fait insolite.

Chez plusieurs malades j'ai vu l'iris se décoller naturellement dans un point de sa circonférence, et permettre le passage des rayons lumineux par cette voie nouvelle. Cet accident, ou plutôt cette circonstance heureuse, est presque toujours la suite du plus grand développement du cristallin; et, si elle ne dispense pas de l'opération, elle donne au moins de grandes espérances de succès, puisqu'elle annonce l'état sain de toutes les parties profondes du globe de l'œil.

Il est des maladies du corps vitré, qui ne peuvent être reconnues qu'au moment de l'opération de la cataracte, et qui entraînent nécessairement la perte de l'œil : telle est celle de *Guillaume Chevron* (observation 27), et de la femme *Lapierre* (observation 29).

Rien, en effet, ne peut faire soupçonner cet état fluide du corps vitré, qui s'échappe comme de l'eau, soit que cette fluidité en soit la cause, soit que sa membrane puisse se détruire, comme celle du cristallin, par une lente exfoliation. Cet accident est plus à redouter dans les cataractes anciennes, quoique je l'aye observé, ainsi qu'on la vu, dans des cataractes qui avoient moins d'une année d'existence.

Dans l'opération de la cataracte, comme dans celle de la pierre, on assure le succès en ouvrant largement la voie qui doit donner issue au corps étranger. Lorsque l'incision de la cornée est grande, le jeu de tous les instrumens devient facile; le cristallin sort sans peine avec tous ses accompagnemens; l'on n'est pas obligé, pour avoir ces derniers, de se servir de la curette, ainsi qu'il faut le faire, lorsqu'après une incision trop petite, le cristallin, comprimé au passage par les deux lèvres de la plaie, s'est dépouillé de toutes les mucosités qui n'étoient qu'appliquées sur sa surface. Cette règle n'offre d'exception peut-être que dans les cataractes des très-jeunes sujets, qui étant presque toutes fluides, n'ont pas besoin, pour sortir, d'une aussi grande incision.

J'ai vu plusieurs fois le couteau de *Wenzel* se rompre en traversant la partie inférieure de la cornée ; ce qui arrive lorsque la pointe en est trop affilée, ou lorsque, au lieu de la porter très-perpendiculairement, on l'appuie un peu sur sa face plate. Cet accident est rarement suivi de danger. Pour y remédier, on porte de suite un autre instrument dans la voie que le premier a tracée ; ou si l'on craint la lésion de l'iris, que l'évacuation de l'humeur aqueuse rend alors plus facile, on se sert des ciseaux courbes ou de la langue de carpe de *Daviel* pour agrandir l'ouverture faite à la cornée ; enfin, on renvoie l'opération à un autre jour dans le cas de difficulté plus grande.

Chez les sujets qui ont les yeux très-convexes, il arrive souvent qu'au moment où l'on ouvre la cornée, l'humeur aqueuse s'échappe avec une rapidité telle que la chambre antérieure se rétrécissant, l'instrument se trouve enveloppé par l'iris, de manière qu'il seroit impossible de ne pas le blesser. Il faut alors retirer l'instrument de l'œil et laisser reposer le malade une demi-heure ; pendant ce temps l'humeur aqueuse se renouvelle , la chambre antérieure reprend une partie de son diamètre , et l'opération devient facile.

Lorsqu'on veut dégager l'iris qui enveloppe le couteau, et qui peut être blessé par son tranchant , il faut retirer un peu cet instrument pour laisser dans le globe une portion moins large de la lame : on porte alors sur la cornée les deux doigts qui servoient à abaisser la paupière inférieure, et les promenant circulairement avec beaucoup de délicatesse , de manière à comprimer l'iris , on détermine sa contraction par des frictions : en se contractant, l'iris passe alors derrière la lame du couteau , que l'on enfonce rapidement , dès que l'on aperçoit qu'elle le couvre assez pour ne plus être exposé au danger de le blesser.

La situation la plus latérale de l'incision de la cornée, dans la méthode de *Wenzel* , offre sans doute un avantage réel , le lambeau étant mieux couvert par les deux paupières , tenu plus immédiatement appliqué , et se réunissant mieux ; mais elle a peut-être l'inconvénient de rendre l'issue du cristallin plus difficile que lorsque la section a été faite horizontalement, comme dans le procédé de *Lafaye*, par la raison même qui en fait l'avantage, mais qui rend le lambeau plus difficile à soulever, en même-temps qu'elle rend moins direct l'effort par lequel la pression tend à chasser le cristallin à travers la plaie de la cornée, puisque cet effort se faisant alternativement de haut en bas, et de bas en haut, doit être plus fructueux quand la cornée est ouverte dans son diamètre horizontal, que dans le perpendiculaire.

Lorsque la contraction trop forte de la pupille met obstacle à l'issue du cristallin, il faut intercepter toute lumière et recommander au malade de tenir un moment son œil ouvert dans l'obscurité ; le spasme de la pupille cesse alors par degrés, et elle se dilate sans efforts.

Lorsqu'un épanchement de sang a lieu pendant l'opération dans l'une ou l'autre des chambres, il faut en exciter la résolution, l'enlever par des lotions d'eau froide répétées, avant d'ouvrir la capsule du cristallin, et de tenter son extraction.

Si le volume du cristallin pousse l'iris en avant, sans pouvoir dilater assez la pupille pour y passer facilement, alors il faut inciser l'iris avec la pointe des ciseaux, et de préférence à sa partie supérieure, parce qu'on évite ainsi l'inconvénient de son adhérence avec la plaie de la cornée.

En comprimant le globe de l'œil pour chasser le cristallin, il ne faut pas faire porter cette compression trop en arrière, parce qu'alors elle s'exerce sur le corps vitré dont elle rompt les cellules, et qu'elle pousse a travers la pupille ; il faut de même cesser de comprimer dès que l'on aperçoit que le cristallin se précipite en bas ou sur les côtés, ou enfin lorsqu'il paroît retenu par quelques adhérences, parce que le corps vitré prend alors sa place, et peut s'échapper au moindre effort.

Quand le cristallin se trouve entouré de mucosités, il ne faut pas en hâter la sortie par une trop forte pression, parce qu'alors le cristallin, plus consistant et d'une forme glissante, s'échappe seul, les accompagnemens restent et ne peuvent être enlevés que par de nouveaux efforts, ou par la curette ; si au contraire on ménage la pression, le cristallin entraîne avec lui tous les accompagnemens, ce qui épargne ainsi un des momens les plus douloureux de l'opération.

Lorsque la cristalloïde antérieure n'est encore détruite que dans un point, l'humeur de *Morgagni* qui s'échappe par cette voie, sort presque aussitôt que la section de la cornée est faite, de manière que l'on croiroit pouvoir se dispenser de faire usage du *kystitome ;* mais on reconnoît bientôt à l'inutilité des pressions faites sur le globe, que la capsule offre à l'issue du cristallin une trop grande résistance, et qu'il devient aussi indispensable de l'inciser que d'agrandir l'ouverture d'un dépôt qui ne donne au pus qu'une issue imparfaite.

C'est presque toujours dans sa partie supérieure que j'ai trouvé le cristallin adhérent au corps vitré, soit que la membrane cristalline ait plus de densité dans ce point, soit que le poids du cristallin en rende la destruction plus facile dans sa partie inférieure sur laquelle il pèse davantage.

Dans les yeux très-saillans, l'issue d'une petite quantité d'humeur vitrée, n'est peut-être pas défavorable, parce qu'alors pressant moins l'iris, on n'a pas à redouter autant les staphylômes, et le lambeau de la cornée se réunit plus facilement. J'ai même dans ces cas, laissé plusieurs fois, à dessein, sortir un peu d'humeur vitrée.

Les cataractes qui sont le résultat d'un coup reçu, présentent plus de difficultés dans l'opération, comme adhérence du cristallin, issue du corps vitré, exfoliation de l'iris, épaississement de la cristalloïde postérieure, etc. J'ai trouvé alors le cristallin presque noir et échymosé ; aussi, en regardant l'œil avant l'opération, la pupille paroît seulement voilée dans sa circonférence, comme si le cristallin était percé d'un trou.

Chez plusieurs grandes personnes, et plus particulièrement chez les enfans, j'ai vu en piquant la capsule du cristallin, sortir une eau plus ou moins blanche, et l'œil reprendre subitement la faculté de voir, sans que les capsules, qui restent dans ce cas, se soient altérées avec le temps, et aient donné lieu à des cataractes secondaires.

Si dans le moment où l'on comprime le globe pour chasser le cristallin, on aperçoit la pupille s'éclaircir dans un point, et le cristallin s'éloigner vers le point opposé, on peut être sûr que celui-ci est adhérent dans le lieu vers lequel il semble se diriger, et que c'est le corps vitré qui se présente dans la partie de la pupille qui recouvre sa transparence, alors il faut cesser toute pression pour aller détruire les adhérences avec le *kystitome*, et enlever ensuite le cristallin avec la curette, ou les pinces.

Lorsque le cristallin trop mou s'affaisse sur lui-même sans s'engager au travers de la pupille, il faut aller le chercher avec la curette, parce que le corps vitré plus résistant, supporte alors lui seul l'effort de la compression, et seroit facilement poussé au dehors : le même conseil convient aux cas où le cristallin est très-mince, et n'offre point une surface égale et glissante.

Quand on porte la curette dans la chambre postérieure pour enlever le cristallin, ou quelque accompagnement considérable, il faut toujours la diriger de manière à soulever le cristallin en passant au-dessous de lui, et le ramenant de bas en haut, parce qu'alors on ne craint pas de le précipiter inférieurement, ce qui le fait perdre de vue, et peut rendre son extraction difficile.

J'ai vu plusieurs fois le mucus noirâtre, qui recouvre la choroïde, enlevé en grande partie, et suivre le cristallin quand on se sert de la curette ; il n'en résulte d'autre inconvénient que celui de troubler momentanément l'intérieur du globe, et de cacher quelquefois des accompagnemens dont le séjour peut nuire au succès de l'opération.

Dans l'impossibilité d'extraire le cristallin, il m'est arrivé plusieurs fois de le précipiter à la partie inférieure du corps vitré, comme dans la méthode par abaissement, mais presque toujours, dans ce cas, le cristallin est remonté, ou l'œil s'est perdu par la suppuration.

Quand le cristallin est très-petit, il peut arriver qu'il se précipite dans la partie inférieure de la seconde chambre; n'ayant pu l'enlever avec la curette, je l'ai trouvé le lendemain entre les lèvres de la plaie, où il avoit déjà contracté une sorte d'adhérence : on le sépare facilement alors, mais la plaie de la cornée qui reste béante, entraîne bientôt la perte de l'œil.

Lorsque la capsule postérieure, adhérente au corps vitré, y tient trop fortement pour oser l'enlever avec effort, on peut la fendre ou en emporter seulement un lambeau, de manière à former dans la capsule une ouverture pupillaire qui offre passage à la lumière; ce procédé m'a réussi, et j'ai laissé plusieurs fois sans inconvéniens, de petits fragmens que je ne pouvois détacher. Dans l'impossibilité de pouvoir enlever le cristallin ou sa capsule postérieure, il faut préférer, à la persévérance *de tentatives inutiles*, la formation d'une pupille artificielle, très-aisée à faire, en enlevant avec la pointe des ciseaux un lambeau triangulaire du bord flottant de l'iris, et principalement de sa partie supérieure.

Plusieurs fois j'ai laissé des accompagnemens que la crainte d'occasioner la sortie complète du corps vitré, m'empêchoit d'enlever ; ceux qui étoient muqueux se sont résous facilement ; quand ils étoient membraneux, l'évènement a été différent suivant le lieu de l'adhérence que l'accompagnement avait contractée, soit dans la circonférence de la pupille, soit au-dessous d'elle ; dans ce dernier cas, le malade a recouvré parfaitement la vue.

En laissant de petits accompagnemens, on est souvent étonné de trouver après quelque temps, une cataracte secondaire qui couvre presque toute la pupille ; cela n'arrive que lorsqu'ils sont membraneux, et plus grands qu'ils ne le paraissent d'abord, à

raison

raison de la transparence de leur circonférence qui, obscurcie le plus souvent par
l'inflammation, permet à l'accompagnement
de paroître dans toute sa largeur.

La perte d'une certaine quantité d'humeur
vitrée, laisse au malade la sensation d'un
vide dans l'œil, lorsqu'il fait de la tête
quelque mouvement violent ; et lorsque
l'œil est entraîné dans ses mouvemens na-
turels on distingue, en l'examinant, une
espèce de tremblement qui se communique
à l'humeur aqueuse, mais qui ne nuit pas à
la vision.

Quand l'iris est blessé, ou quand il se
forme un staphilôme dans quelques points
de sa circonférence, la pupille prend la
forme d'une raquette, et perd, en partie,
la faculté de se contracter : cet accident ne
nuit pas d'une manière bien sensible à la
vision ; cependant il pourroit priver l'œil
de cette fonction, s'il allongeoit tellement
la pupille qu'il mît en contact les deux
bords opposés de l'iris.

Les premiers jours qui suivent une opération de cataracte, il faut bien prendre
garde que la paupière inférieure ne s'engage
sous le lambeau de la cornée ; car elle en

F

empêcheroit la réunion, produiroit des staphilômes dangereux, et souvent la perte de
l'œil.

Les staphilômes se produisent le plus ordinairement quand l'iris a été lésé ou décollé
dans sa circonférence. Cette lésion n'a cependant pas d'autres dangers, et j'ai emporté des
lambeaux de l'iris assez considérables pour
laisser passer le cristallin par cette pupille
nouvelle, sans autre inconvénient que celui
de la formation de cette seconde pupille, et
de la forme irrégulière de l'ancienne.

Dans les staphilômes qui succèdent à l'o-
pération de la cataracte, il y a un moment
où l'on peut espérer quelque avantage d'une
compression douce, exercée sur la paupière
par un appareil méthodiquement appliqué;
pendant que cette compression repousse et
maintient l'iris, la plaie de la cornée se
resserre par degrés, et met obstacle au retour du staphilôme; mais toute compression est inutile et dangereuse, lorsque l'i-
ris a déjà contracté quelque adhérence
avec les lèvres de la plaie de la cornée;
on ne peut plus alors espérer de bons effets
que des caustiques, tels que la pierre infernale, ou le beurre d'antimoine, parce que

en détruisant la tumeur , ils produisent l'adhérence qui doit l'empêcher de prendre un
plus grand accroissement.

Lorsqu'il s'est échappé pendant l'opération une certaine quantité d'humeur vitrée ,
la membrane qui l'enveloppe , reste entre
les deux lèvres de la plaie de la cornée , et
se présente dans les pansemens consécutifs ,
sous la forme de mucosités blanches , qu'il
ne faut point confondre avec l'humeur glutineuse, dont tous les yeux opérés se cou-
vrent plus ou moins ; car , en cherchant à
les enlever, on exciteroit beaucoup de douleur, et sur le corps vitré , des tiraillemens
qui pourroient y produire une inflammation
dangereuse : il faut les abandonner ; elles
se détachent naturellement lorsque la plaie
de la cornée , en se réunissant , les a fait
tomber en escarres , en produisant sur elle
l'effet d'une ligature.

Les vomissemens qui surviennent peu
d'heures après une opération de cataracte ,
sont le produit d'une irritation sympathique,
et ne doivent point faire porter un pronostic
fâcheux sur le succès , puisqu'ils cèdent
promptement à quelques antispasmodiques,
et sur-tout à l'opium ; mais ceux qui arri-

vent après le premier jour et au delà , sont presque toujours l'indice d'un commence- ment d'inflammation du globe de l'œil , et doivent faire porter sur le succès de l'opé- ration un funeste pronostic ; enfin , ceux qui paroissent au delà du cinquième jour , an- noncent la complication d'un embarras des premières voies.

Lorsqu'il existe hydrophtalmie en même temps que la cataracte , souvent les malades n'y voient pas au moment de l'opération , parce que l'effet qui est le résultat d'une longue compression des humeurs accumulées sur la rétine et le nerf optique , n'est pas susceptible de se détruire sur - le - champ ; mais par degrés cet effet cesse , et après quelque temps les malades distinguent tous les objets.

L'opération réussit rarement chez les in- dividus qui ont longuement abusé des bois- sons spiritueuses.

J'ai peu souvent opéré les deux yeux dans la même saison ; je crois utile de mettre un intervalle un peu long entre le traitement de l'un et celui de l'autre.

CATARACTES

OPÉRÉES PAR LA MÉTHODE DE L'ABAISSEMENT.

OBSERVATION LI.

Cataracte avec beaucoup d'humeur de Mor-gagni. Cristallin remonté. Seconde opéra-tion. Guérison.

M. Piquet, notaire à Misery, département de Saône-et-Loire, perdit l'œil droit à l'âge de six ans par un coup de pied de cheval. Il en avoit soixante lorsque dans une chute la roue de sa voiture lui passa sur le visage et le laissa presque sans vie : les suites de cet accident affoiblirent l'œil gauche, et produisirent, après cinq ans, la cataracte pour laquelle il réclama mes secours. L'iris étoit d'un jaune taché de gris et de noir, la pupille mobile, la chambre antérieure petite, le cristallin d'un blanc - laiteux, cotoneux; on distinguoit sur sa surface trois petits points d'un blanc plus marqué.

Dans cet état je redoutai l'impression que

F 3

pouvoit avoir porté sur cet œil l'accident qui avoit perdu l'œil droit et sur-tout la chute qui paroissoit avoir déterminé la cataracte. Je craignois la rupture des cellules du corps vitré, l'évacuation des humeurs du globe de l'œil au moment de l'opération, et les effets de l'inflammation dans un organe dont je soupçonnais les vaisseaux variqueux. Cette crainte en effet étoit le résultat de la connoissance du tempérament de M. Piquet qui très-sanguin, offrait dans toute son habitude physique, des traces d'une disposition apoplectique, déjà manifestée par un premier accès pour lequel on avoit ouvert un cautère au bras droit. Je crus en conséquence devoir préférer la méthode de l'abaissement, et après les préparations convenables, je la pratiquai le 27 septembre 1795.

Le malade couché sur un lit, la tête plus élevée que dans les cas ordinaires, je plongeai une petite lance à deux tranchans et très-étroite, à deux lignes et demie de la cornée transparante, au - dessous de son diamètre transversal. Je l'enfonçai perpendiculairement jusqu'à ce que j'eusse traversé toute l'épaisseur des membranes ; alors, en baissant le poignet, je relevai la pointe de la lame que je dirigeai obliquement de bas en haut, de manière à appuyer sa face plate sur la partie supérieure du cristallin, et à précipiter celui-ci à la partie inférieure du globe et un peu sous le corps vitré. Pendant le temps de l'opération, toute l'humeur de Morgagni passa dans la chambre antérieure et en troubla la transparence; le cristallin remonta plusieurs fois et fut autant de fois déprimé; enfin il me parut fixé, et je retirai l'instrument dans la même direction que je lui avois donnée en le plongeant. Il n'y eut pas une goutte de sang épanchée, et le malade souffrit peu; mais il ne put distinguer aucun objet à raison du trouble qu'avoit apporté dans les deux chambres la diffusion de l'humeur de Morgagni. Il fut placé dans son lit, la tête élevée et le corps presque assis. Le 28 l'œil étoit encore trouble; le 30, quoique rouge et gonflé, la lumière du jour y pénétroit, et le malade voyoit ses doigts. Le 1.er octobre il reconnut presque tous les objets. La chambre antérieure, nette et transparente, permettoit de distinguer le cristallin derrière l'iris, ce que je fis avec l'aiguille ronde des anciens, plongée dans le même point et de la même manière que la première fois ; je la déprimai dans la partie la plus basse de l'œil et l'engageai un peu fortement au-dessous et dans l'épaisseur du corps vitré : en exécutant ce mouvement j'appuyai contre l'iris , ce qui alongea la pupille en raquette ; mais elle reprit bientôt sa première forme. Je tins le cristallin déprimé pendant cinq minutes , et ne retirai l'aiguille que quand il me parut solidement fixé. La pupille resta nette et l'œil très-beau ; le 16 le malade étoit parfaitement bien , et l'œil sans inflammation. La guérison fut entière le 16. J'ai revu M. Piquet un an après. Son œil étoit dans l'état le plus naturel ; il distinguoit tous les objets avec netteté , sur-tout le soir , ou dans des lieux un peu obscurs.

OBSERVATION LII.

Cristallin remonté après plus d'un mois. Non-succès.

Le 27 avril 1797 , j'opérai Benoîte BOUILLÉ, âgée de 60 ans, femme journalière , de Na-fou, près de Tarare ; je me servis de la lance qui déprima le cristallin avec facilité et laissa l'œil transparent. Tous les objets furent reconnus par la malade ; aucun accident ne survint ; mais, le 19 du même mois, elle se plaignit d'y moins voir toutes les fois qu'elle inclinoit la tête ; le cristallin sembloit alors remonter. Le 3 juin il étoit entiérement replacé derrière la pupille, et la cécité étoit absolue. La malade ne voulut pas se soumettre à une seconde opération.

OBSERVATION LIII.

Cristallin remonté , abaissé de nouveau.
Demi-succès.

Jean ROSET, âgé de 60 ans, vigneron de St.-Cyr, au Mont-d'Or, avoit été opéré, sans succès, de la cataracte à l'œil droit; la même maladie existoit dans le gauche depuis trois années. La cornée étoit peu convexe , la chambre antérieure grande, l'iris bleu, la pupille mobile , le cristallin d'un gris cendré, assez profond. Ignorant quels accidens avoient empêché le succès de la première opération , et ne voulant pas confier à une seule tentative l'espoir que le malade avoit encore d'y voir , je tentai l'abaissement du cristallin le 11 mai 1798. Il se fit sans difficulté, et le malade distingua tous les objets ; mais, le 14, les choses étoient revenues dans leur premier état, à la différence seulement que la chambre postérieure paroissoit plus grande et le cristallin plus éloigné. Je l'abaissai de nouveau le 25, et en le tenant long-temps fixé à la partie inférieure du globe, je rompis à dessein, avec la lance, quelques cellules du corps vitré, pour que cette humeur, en s'épanchant, prît la place du cristallin, et le retînt mieux dans sa nouvelle situation; mais cette précaution fut encore inutile : il parut remonté le 28, de manière cependant à permettre au malade de distinguer tous les objets en baissant un peu la tête, parce que la moitié supérieure de la pupille étoit restée libre ; il n'y eut aucun accident. Le malade sortit de l'hôpital dans cet état, et je ne doute point qu'avec le temps le cristallin n'ait été détruit ou usé par l'absorbtion, et consumé de manière à rendre à la pupille sa liberté toute entière.

OBSERVATION LIV.

Hémorragie intérieure. Cristallin remonté. Non succès. Extraction faite au même œil. Guérison.

Léonard Valanço, âgé de 60 ans, fermier à Cuire, près Lyon, avoit perdu les deux yeux par la cataracte. Les iris étoient d'un gris mêlangé, les chambres antérieures grandes, les pupilles mobiles, et les cristallins d'un gris cendré : Valanço éprouvoit de vives douleurs rhumatismales depuis huit ans, époque à laquelle il avoit été traîné par un mulet qui l'avoit renversé. Par suite de cet accident, il étoit demeuré sujet à des syncopes, après lesquels il restoit souvent quarante-huit heures dans une espèce de *coma-vigil*, et qui revenoient tous les deux mois. Cette espèce d'accès qui tenoit en quelque sorte de l'épilepsie par la promptitude avec laquelle il saisissoit le malade, m'empêcha de l'opérer par la méthode de l'extraction, dans la crainte que le retour de cet accident, avant sa guérison parfaite, ne vînt à faire perdre l'œil.

J'abaissai donc le cristallin le 29 avril 1797. Il fut aisément précipité ; mais il remonta plusieurs fois avec une égale facilité : dans les mouvemens que je faisois pour le déprimer, le tranchant de la lame, frottant contre la partie postérieure de l'iris, donna lieu à une hémorragie qui remplit l'œil de sang , et me força d'interrompre l'opération. Le lendemain le sang étoit complètement résorbé , et le cristallin remis dans sa situation naturelle. Le 19 mai je l'abaissai de nouveau : la difficulté de le fixer fut la même , et le malade se plaignit d'une violente douleur : il y vit très - bien ; mais quand il partit le 5 juin 1798 , la pupille étoit remplie par le cristallin, à l'exception d'une petite portion de son disque supérieur, par laquelle un peu de lumière pénétroit encore dans le fond du globe.

Le 10 septembre suivant, j'opérai le même œil par la méthode de l'extraction : la section de la cornée fut nette, mais le cristallin très-petit ne céda qu'avec peine à la compression que j'exerçai sur le globe, et paroissoit avoir plus de pente à se déprimer qu'à sortir par la plaie , ce qui me détermina à l'enlever avec la curette : je l'amenai avec d'autant plus de facilité qu'il n'avoit guère que le volume d'une lentille ordinaire. Il étoit d'ailleurs très-jaune-foncé, et sans accompagnemens, preuve assez évidente qu'il avoit été usé par l'absorption, et que les cristallins les plus volumineux peuvent disparoître avec le temps, lorsqu'ils ont été déplacés du lieu dans lequel ils vivoient.

OBSERVATION LV.

Cristallin mou, difficile à déprimer. Guérison.

François ROBIN, âgé de 37 ans, de St.-Vallier, cultivateur, avoit perdu l'œil gauche par une cataracte, suite d'un coup violent ; cette circonstance me faisant incliner pour la méthode de l'abaissement, je la pratiquai le 24 septembre 1798. La chambre antérieure étoit grande, l'iris d'un gris-mêlangé, la pupille mobile ; le cristallin d'un blanc - mat, offroit sur sa surface des stries membraneuses disposées en croix-de-malte. Je me servis de la lance ; une portion du cristallin, encore molle et fluide, se précipita dans la partie inférieure de la chambre ;

mais un fragment plus solide me donna beaucoup de peine pour le maintenir abaissé.
Quoique le malade éprouvât une douleur assez
vive, il ne survint d'autre accident qu'une
inflammation qui céda après quinze jours
d'un traitement méthodique.

OPÉRATIONS FACILES.

GUÉRISONS PROMPTES.

OBSERVATION LVI.

Claude RICHARD, âgé de 84 ans, marchand de vin, à Lyon, fut opéré le 26 septembre, et guéri sans accidens le 3o. Le cristallin étoit volumineux et d'un blanc - jaunâtre.

OBSERVATION LVII.

Claude GODON, menuisier, âgé de 70 ans,
devoit à de violentes douleurs, la formation
de deux cataractes. Opéré de l'œil droit le
26 septembre, il fut guéri radicalement le
4 octobre.

OBSERVATION LVIII.

Jeanne _ Marie Toulieu , veuve Piegay , âgée de 69 ans, et mère de vingt-trois enfans, fut aussi heureuse que les précédens. Sa cataracte molle, laiteuse, fut brisée dans l'opération ; cette circonstance troubla pour le moment la transparence de l'œil, mais ne s'opposa point à ce que la malade y vit quelques jours après , quoique l'on remarquât encore dans la partie inférieure de la pupille un fragment du cristallin assez volumineux.

OBSERVATION LIX.

Jacques Charbot , âgé de 46 ans, natif de Seurs, avoit une cataracte d'un blanc-de-lait, survenue long-temps après de violens coups reçus sur la tête. Opéré par abaissement le 7 octobre, la transparence de l'œil fut également troublée par la diffusion du cristallin dans les deux chambres, et ce ne fut que le 20.e jour que le malade commença à distinguer quelques objets; le 30 novembre la guérison fut entière.

OBSERVATION LX.

Etienne MICHEL, âgé de 72 ans, laboureur à Quincieux, me présenta les deux cristallins d'un blanc - bleuâtre ; j'abaissai l'un et l'autre le même jour ; le onzième la guérison fut radicale.

OBSERVATION LXI.

Marguerite BOURDIER, de Roanne, âgée de 72 ans, devoit à son âge, et à des travaux soutenus près du feu, la formation d'une cataracte sur l'œil droit. Opérée par abaissement le 16 septembre 1799, elle fut fatiguée par des vomissemens considérables, avec douleurs dans l'estomac et les reins, accidens qui cédèrent aux anti - spasmodiques ordinaires, et ne retardèrent point la guérison de l'œil qui fut constamment sans douleur et sans inflammation.

OBSERVATION LXII.

Jean BERGER, âgé de 62 ans, imprimeur, m'offrit dans l'opération un cristallin mou
qui

qui se divisa en plusieurs portions sous les
efforts de la lance, et ne put être déprimé
que par autant de tentatives qu'il avoit de
fragmens; le malade vit bien; l'inflammation
qui survint ne fut pas très - considérable ;
cependant il ressentit pendant près d'un mois,
toutes les nuits, des douleurs cruelles : elles
ne cessèrent qu'à cette époque, qui fut aussi
celle de son entière guérison.

OBSERVATION LXIII.

*Capsules postérieures adhérentes au corps
vitré, divisées avec la lance. Guérison.*

Jeanne BALMOND, âgée de 64 ans, demeurant à Seure, fut opérée le 24 septembre
1799. L'œil étoit gros, la chambre antérieure spacieuse, l'iris d'un gris - jaunâtre, la
pupille mobile, le cristallin d'un blanc-
mat; l'ayant déprimé, je m'aperçus que sa
capsule postérieure, restée adhérente au
corps vitré, mettait obstacle au passage des
rayons lumineux : portant alors contre elle
la pointe de la lance, je la divisai en plusieurs fragmens que je parvins avec beaucoup de peine à précipiter ; mais enfin la

G

pupille resta nette, la malade distingua tous les objets, et la guérison fut radicale en peu de jours.

OBSERVATION LXIV.

Pierre NAIGEON, âgé de 73 ans, jardinier à Beaune, se trouva dans le même cas, et je fus obligé de diviser de la même manière la capsule postérieure. Le succès fut aussi complet, avec cette différence cependant que la vue resta beaucoup moins parfaite, parce que je ne pus que fendre la capsule, sans en précipiter les lambeaux; les bords de la division faite par la lance, ne s'écartèrent point assez pour découvrir toute la pupille, et formèrent derrière elle un cercle plus petit, de couleur blanchâtre, appartenant au débris de la capsule.

OBSERVATION LXV.

Claude BONNARD, âgé de 74 ans, fabriquant de bas, fut beaucoup plus heureux, parce que les adhérences de la capsule postérieure du cristallin au corps vitré se trouvèrent moins fortes, et qu'après avoir fendu cette membrane, déjà presque exfoliée, il me fut aisé d'en déprimer les lambeaux.

OBSERVATION LXVI.

Adhérence de la capsule antérieure à l'iris. Nécessité de la diviser. Guérison.

En opérant Françoise JOVIN, âgée de 65 ans, lingère, demeurant près de Beaune, le cristallin se précipita sans effort, la cristalloïde antérieure, adhérente à la partie supérieure de l'iris, resta placée devant la pupille : ne pouvant l'en détacher, je ramenai la lance de derrière en devant jusques dans la chambre antérieure, à travers la pupille, et par conséquent à travers la membrane qui la recouvrait ; je ne pus y faire qu'une simple fente, parce que les deux lambeaux qui en résultèrent, s'écartèrent promptement l'un de l'autre, se dérobèrent pour ainsi dire à l'action de l'instrument, et formèrent une pupille assez large pour livrer passage aux rayons luminenx, comme le prouva la rapidité de la guérison.

OBSERVATION LXVII.

Vue perdue par suite d'une fluxion catarrhale, un mois après l'opération faite avec succès.

Madame veuve Bégaud, âgée de 64 ans, née à Lyon, d'un père goutteux, sujette elle-même à des opressions considérables et à des douleurs nerveuses dans diverses parties du corps, jouissoit depuis un mois de la vue que lui avoit rendue l'opération de la cataracte faite à l'œil gauche, et qui n'avoit offert, dans son traitement, d'autre complication qu'une inflammation assez vive, heureusement combattue. Le 14 juillet 1802, elle sortit et resta plus d'une heure dans une église fraîche et humide : une fièvre catarrhale fut le résultat de cette imprudence ; elle développa sur le côté gauche de la tête une douleur excessivement vive, et ramena sur l'œil opéré une inflammation douloureuse. Legers diaphorétiques, sangsues, vomitifs, purgations, vésicatoires, tout fut inutile. La douleur se dissipa, l'œil resta beau et transparent ; mais tellement insensible à toute espèce de lumière, que la malade ne distinguoit ni celle d'une bougie, ni celle du soleil.

CONSÉQUENCES.

La méthode de l'abaissement doit avoir la préférence sur l'extraction, quand les paupières trop courtes ne peuvent se fermer après l'opération ; quand la cataracte est la suite d'une cause externe et violente; lorsqu'il y a quelque motif de soupçonner que les cellules du corps vitré sont rompues, ou qu'il existe dans les vaisseaux sanguins un état variqueux qui peut rendre très-dangereuse l'inflammation du globe de l'œil; lorsque le sujet est trop jeune pour se prêter à toutes les précautions que la méthode par extraction exige; enfin, lorsque par l'habitude, ou par quelque infirmité, il est dans l'impossibilité de se tenir couché après l'opération.

Les personnes les plus âgées sont celles chez qui l'opération faite par l'abaissement, paroît avoir un succès plus certain.

On peut revenir plusieurs fois, et sans danger, à l'opération par abaissement, et ob-

tenir, par de nouvelles tentatives, un succès que l'extraction du cristallin n'eût pas
donné.

J'ai plusieurs fois opéré un œil par la méthode de l'extraction, et l'autre par celle de
l'abaissement; celle - ci a constamment été
plus douloureuse, et n'a jamais obtenu des
succès aussi complets que la première.

Chez deux malades, j'ai vu le cristallin
remonter après une année, et ne laisser
qu'une portion de vue si foible, qu'une autre opération devenoit nécessaire.

L'aiguille ronde est peut-être préférable à
la lance pour abattre la cataracte; elle pénètre avec plus de peine et de douleurs; mais
n'expose pas, comme la lance, au danger des
hémorragies intérieures; d'ailleurs ne faisant
qu'écarter les faisceaux fibreux de la sclérotique, la trace de son passage disparoît
promptement : l'aiguille remplit tout son
trajet, et l'humeur aqueuse ne s'écoulant
point au dehors en aussi grande quantité,
l'œil conserve cette plénitude qui retient le
cristallin dans la situation où il vient d'être
placé, jusqu'à ce qu'il ait pu contracter des
adhérences : c'est ce défaut de plénitude qui
laisse remonter si facilement la cataracte,

lorsqu'on l'a abaissée après avoir incisé la cornée pour faire l'extraction.

Si l'on se sert de la petite lance au lieu de l'aiguille ronde, il faut la diriger de manière que sa face convexe soit supérieure, et la concave inférieure : ainsi disposée, les tranchans sont en avant et en arrière, parallèles à la direction que suivent les nerfs et les vaisseaux ciliaires, et l'on n'est point exposé au danger de les blesser aussi souvent.

Je n'ai point encore mis en usage l'aiguille proposée par M. *Scarpa*; mais il me paroît qu'elle doit avoir des avantages sur la lance et l'aiguille ronde, employées de tout temps.

Autant qu'il est possible de le faire, il faut abaisser le cristallin sans ouvrir sa capsule, parce que la résistance que l'on éprouve alors, l'effort que l'on fait pour la surmonter, servent à rompre les adhérences que la cristalloïde postérieure pourroit conserver encore avec le corps vitré; adhérences qu'il n'est pas aussi aisé de détruire, lorsque le cristallin s'est précipité seul : mais lorsque celui-ci est placé dans le lieu où l'on désire le fixer, c'est alors qu'il faut porter sur lui le tranchant de la lance, afin de diviser les capsules; car en les laissant dans leur intégrité, elles nourrissent encore et conservent le corps qu'elles enveloppent, en mettant obstacle à son absorption, et rendent son ascension plus facile, en lui conservant sa forme polie et glissante. Au contraire, une fois dégagé de ses capsules, le cristallin est plus facilement dissous, et contracte sans obstacle, avec l'iris, les procès ciliaires ou la membrane du corps vitré, des adhérences qui lui conservent la fixité de sa position.

Pour le succès de l'abaissement, il est à désirer que le cristallin soit gros, parce qu'alors il se fixe mieux dans sa situation et contracte plus facilement des adhérences : en effet, lorsqu'il remonte quelque temps après une première opération, ce n'est jamais que lorsqu'ayant diminué de volume par l'absorption continuelle à laquelle il est exposé dans l'humeur aqueuse, il cesse d'être comprimé et retenu par les parties voisines qui l'assujétissaient.

Quelque volumineux que soient les débris muqueux qui flottent dans l'humeur aqueuse, ils finissent par s'y dissoudre et être résorbés avec elle, toutes les fois qu'ils ne restent pas renfermés dans une portion de membrane qui les fait vivre.

En précipitant le cristallin, il ne faut point le comprimer contre l'iris, de crainte de déchirer ou de décoller cette membrane, ou de faire passer le cristallin à travers la pupille; mais l'appuyer de préférence contre le corps vitré sous lequel on le pousse d'avant en arrière, de manière à l'engager dans sa propre substance.

Il est difficile de pratiquer cette méthode sans rompre plusieurs cellules du corps vitré, et par conséquent sans faire épancher un peu de cette humeur dans l'une et l'autre chambre : cette circonstance, loin d'être défavorable, est utile en ce que le corps vitré prenant la place du cristallin, celui-ci est beaucoup mieux retenu dans sa position nouvelle, et court moins le risque de remonter.

ARTICLE SIXIEME.

DE LA FORMATION

DES PUPILLES ARTIFICIELLES.

OBSERVATION LXVIII.

Affaissement du globe par suite d'un coup. Adhérence de l'iris. Perte de la vue. Tentative inutile d'une pupille artificielle.

Jean BERTHIER, âgé de 28 ans, laboureur, natif d'Argey, département de l'Isère, avoit depuis un an perdu l'œil droit par un coup de bouteille porté sur le sourcil : quinze jours après cet accident, le gauche s'enflamma, et par de rapides progrès perdit la faculté de voir : il étoit resté taché, flétri, rapetissé, et présentoit en haut et en bas une dépression considérable, indice du vide qui s'étoit fait dans ses cavités; la cornée transparente, l'iris et la chambre antérieure avoient un tiers de diamètre de moins que

dans l'état naturel ; la pupille, de forme triangulaire, étoit immobile par l'adhérence de
l'iris qui avoit complétement effacé la chambre postérieure : une membrane très - fine,
d'un blanc-argentin, la fermoit toute entière,
et mettoit obstacle au passage des rayons
lumineux. Rien dans cet état ne présentoit
l'espoir du succès d'un procédé opératoire, et
je partageai d'abord à cet égard l'opinion de
tous les médecins instruits que Berthier avoit
consultés, et parmi lesquels on comptoit
notre célèbre *Guérin* et le savant *Janin ;* cependant je conçus qu'il étoit possible de
détruire l'adhérence de l'iris, de former une
pupille artificielle, de découvrir un point
non obscurci du cristallin ou du corps vitré ; et j'osai espérer un résultat heureux
si les parties profondes de l'œil étoient
encore saines ; d'ailleurs le malheureux Berthier n'avoit rien à perdre, et la presque
certitude de faire une tentative inutile étoit
couverte à mes yeux par la possibilité du
bien qui pouvoit en résulter.

En conséquence, après avoir longuement
préparé le malade par plusieurs saignées,
quelques purgations, la diète, et autres
moyens convenables, je pratiquai, le 24 jan-

vier 1796, en présence d'élèves nombreux qui suivoient mes leçons de Clinique, l'opération que M. *Demours* a pratiquée depuis avec plus de succès.

Le malade couché dans la situation que j'ai adoptée pour la cataracte , j'incisai la cornée comme dans cette opération , et portant la pointe du *kystitôme* dans l'ouverture de la pupille , je divisai la membrane qui la fermoit , et décollai l'iris en tous sens , sans réussir à la faire contracter ; alors, avec des ciseaux j'excisai un lambeau de l'iris en haut et en dedans , seul point vis-à-vis duquel la cornée eût conservé sa transparence : en donnant à ce lambeau une forme triangulaire, je parvins à former une très-grande pupille ; mais le malade n'y vit pas davantage, et trois mois de soins et de patience n'ajoutèrent rien de mieux à son déplorable état.

OBSERVATION LXIX.

Pupille artificielle formée dans un cas de cataracte de mauvaise nature, et qu'il fut impossible d'enlever. Guérison.

Pierre CÔTE , âgé de 25 ans, du Bourg-Argental, avoit depuis cinq ans perdu les

yeux par une inflammation violente , suite
de l'explosion d'une mine. L'œil gauche s'é-
toit fondu après une opération de cataracte
que l'on avoit tentée ; le droit présentoit son
cristallin d'un blanc-de-lait , laissant en haut
un petit point par lequel passoit encore quelques rayons lumineux ; la cornée étoit convexe , l'iris d'un jaune-foncé , la pupille mobile. Je pratiquai l'opération le 25 mai 1796.
Le cristallin , réduit à un état membraneux ,
adhéroit à l'iris en haut et en dedans , d'une
manière insurmontable ; voyant que toutes
mes tentatives pour l'enlever étoient inutiles,
je portai sur lui l'extrémité des ciseaux de
Daviel , et je séparai un lambeau qui donna
passage à la lumière , à laquelle cependant
je crus devoir ouvrir une plus grande voie,
en excisant un morceau de l'iris dans sa partie supérieure , de manière à ne faire qu'une
seule ouverture des divisions faites à l'iris et
au cristallin : il en résulta une pupille allon-
gée , de forme presque quadrangulaire , avec
laquelle le malade eut la faculté de distinguer tous les objets vers lesquels il ramenoit ce point transparent du globe de l'œil ,
ou qu'il présentoit lui-même à sa nouvelle
pupille. La violence de l'inflammation qui

se développa me fit long – temps craindre pour le succès ; mais enfin elle se dissipa , et Pierre Côte a conservé tout le bienfait de cette opération.

OBSERVATION LXX.

Tache couvrant la cornée transparante. Pupille nouvelle, formée par l'excision d'un lambeau de l'iris. Guérison.

Mad.^{lle} d'ARRIEROY , âgée de 7 ans, de Lamure , département de l'Isère, ayant toujours joui d'une bonne santé , avoit, par suite d'une variole confluente , une tache incurable qui couvroit les trois quarts inférieurs de la cornée transparente de l'œil gauche, cachoit ainsi la pupille , et ne permettoit à la jeune malade de distinguer quelques objets qu'en baissant fortement la tête. Je crus qu'il étoit possible de faire parvenir directement la lumière sur la rétine , en faisant une pupille nouvelle dans le point de l'iris que la portion de la cornée restée transparente permettoit encore de distinguer , et je la pratiquai le 26 mars 1798.

Je fis avec le couteau de *Wenzel* une in-

cision à la cornée, plus petite que dans l'opération de la cataracte, et qui, placée dans
sa partie inférieure, éloignoit ainsi la cicatrice du point de transparence : avec une
curette je soulevai le lambeau de la cornée ;
et portant une des branches des ciseaux derrière l'iris, et l'autre en avant, j'en excisai
un lambeau triangulaire aussi grand que purent me le permettre, et la mobilité du
globe de l'œil et l'obscurité dans laquelle la
tache de la cornée laissoit la chambre antérieure : celle - ci fut bientôt pleine de sang ;
je l'étanchai par de fréquentes lotions d'eau
froide, et ne plaçai l'appareil que lorsque
j'eus la certitude que l'hémorragie avoit cessé.
La journée fut bonne, mais la nuit très-agitée.
Il y eut un petit mouvement de fièvre, et la
malade rejeta par le vomissement, de la
bile et beaucoup de glaires. Le 27 elle étoit
mieux ; l'œil fut fomenté à froid avec l'oxicrat. Le 29 l'inflammation étoit à peine sensible. Le 1.er avril l'œil fut ouvert long-
temps et sans douleur ; la jeune malade y
voyoit directement devant elle sans être obli-
gée de baisser la tête, quoique la pupille
artificielle qui faisoit suite avec la vraie
pupille n'eût pas toute la grandeur désirée,

l'iris n'ayant pas été coupé jusque dans son point d'adhérence. Peu de jours après la guérison fut radicale.

OBSERVATION LXXI.

Taches couvrant la cornée transparente. Autre manière de faire une pupille nouvelle. Guérison.

Le même enfant avoit l'œil droit dans un état plus déplorable encore que le gauche, la cornée ne conservant de la transparence qu'en haut et en dehors , dans une étendue de deux ou trois lignes. Encouragé par le succès précédent , j'entrepris d'ouvrir une pupille nouvelle , en plongeant en même temps le couteau de *Wenzel* dans la cornée et dans l'iris , afin de fendre celle-ci par la même incision : je portai donc l'instrument dans la cornée de manière à diriger sa pointe vers la partie supérieure de l'iris ; mais, dans ce mouvement, celle-ci s'échappa derrière le couteau , et fit hernie comme dans le staphylôme. Je ne balançai pas alors sur le parti qu'il falloit prendre , je saisis avec des pinces la portion de

l'iris

l'iris échappée, et la tirant à moi, le plus qu'il me fut possible, je l'excisai avec les ciseaux courbes sur leur plat ; à l'aide d'un stylet boutonné porté dans la plaie de la cornée, je repoussai l'iris de manière à l'étendre, à le déployer, et à l'éloigner assez de la cornée pour ne pas redouter qu'elle y prît adhérence, ce qui auroit évidemment fait perdre tous les avantages de l'excision pratiquée. L'œil pansé et fomenté à froid, je ne l'examinai qu'après quarante-huit heures. Le sang épanché dans la chambre antérieure s'étoit résous, et l'on voyoit à l'iris une large ouverture qui faisoit les fonctions de la pupille : la malade ne distinguoit encore les objets que d'une manière confuse ; mais en peu de jours la vue s'éclaircit au point d'être plus parfaite dans cet œil que dans le gauche, et de permettre à la malade opérée le 30 avril 1801, de partir le 7 mai. Ces deux opérations furent faites en présence de MM. Renaudin, Rodamel, Poulain et Perret, médecins à Lyon.

H

OBSERVATION LXXII.

Pupille artificielle faite deux fois sur un œil opéré de la cataracte sans succès. Guérison.

Marianne LASSENAS, âgée de 26 ans, demeurant à Lyon, chez M. Lucenay, avoit été opérée, sans succès, de la cataracte aux deux yeux. Le droit étoit complétement perdu ; mais dans le gauche la cornée transparente étoit restée saine : la pupille, presque entièrement effacée, étoit remplie par un fragment membraneux qui formoit là une cataracte secondaire, sans empêcher la malade de distinguer le jour des ténèbres ; ce qui me fit concevoir la possibilité du succès d'une pupille artificielle. Je la pratiquai le 25 mai 1801. Voulant me contenter de fendre l'iris et ne faire qu'une simple ponction à la cornée, je ne fis qu'un seul temps de ces deux parties de l'opération ; mais la plaie de l'iris ne s'écarta point assez, et ses lèvres restant presque en contact, je fus obligé d'agrandir avec les ciseaux, celle de la cornée, et d'exciser avec le même instrument en haut et en dehors, un lambeau trian-

gulaire de l'iris ; dans ce moment je pus saisir avec les pinces le fragment qui formoit
la cataracte secondaire , et qui n'étoit qu'un
débris du cristallin : les deux pupilles parurent libres , et quand l'œil eut été bien lavé,
la malade distingua assez nettement la plupart des objets ; mais le quinzième jour ,
tout étant dans une disposition plus favorable
encore , la vue se perdit tout-à-coup : j'examinai l'œil et trouvai les pupilles effacées et
fermées par un corps blanc qui me parut
être un nouveau débris du cristallin resté
dans l'œil depuis l'opération de la cataracte ,
et qui sans doute déprimé à cette époque
dans la partie la plus basse de la chambre
postérieure , étoit remonté , depuis que la
section de l'iris avoit fait cesser l'obstacle
que la tension de cette membrane opposoit
à son ascension.

Je ne fus point découragé par cet événement ; le succès d'une nouvelle opération
étoit le seul moyen de conserver à cette
femme infortunée, le peu de prix qu'elle attachoit encore à la vie , et je revins à une
seconde tentative après un mois de repos.

La cornée ouverte pour la troisième fois ,
le fut plus difficilement ; je fis son lambeau

plus grand et ne divisai l'iris qu'avec des ciseaux, en haut et en dedans : une simple
fente ne donnant qu'un foible écartement,
j'excisai un lambeau comme je l'avois fait
dans le côté opposé. La chambre se remplit
de sang et la malade ne put y voir ; mais au
cinquième jour elle reconnut quelques objets : le fragment du cristallin que je n'avois
pu enlever pendant l'opération, à cause de
son extrême adhérence, n'avoit pas changé
de place et ne gênoit point la vision. En
septembre je revis Marianne Lassenas ; sa vue
se conservoit assez bonne pour lui permettre
de se livrer aux travaux de la vie domesti-
que ; elle se disoit heureuse d'avoir retrouvé
un pareil avantage, et moi je l'étois beaucoup d'y avoir contribué.

OBSERVATION LXXIII.

Pupille effacée par l'adhérence de l'iris à la cornée. Destruction de cette adhérence. Guérison.

Jacques RABANIS, âgé de 41 ans, du Puy-
en-Velay, avoit reçu, au milieu de la cornée
transparente de l'œil gauche, un coup d'ongle

dont le résultat avoit été une inflammation considérable, l'adhérence de l'iris à la
partie blessée de la cornée, et la disparition
de la pupille : le 13 janvier 1798, trois mois
après l'accident, je tentai de détruire cette
adhérence : le malade couché comme pour
la cataracte, je fis avec le couteau de *Wenzel* une incision à la cornée suivant son diamètre transversal ; alors, avec le même instrument, je cherchai à détruire l'union que
l'iris avoit contractée avec sa partie postérieure, et j'y réussis au delà de mes espérances, car l'iris reprenant sa liberté, la
pupille se rétablit dans son milieu beaucoup
plus grande même que dans l'état naturel,
quoique sous une forme triangulaire. Le malade reconnut parfaitement alors de quel
côté venoit la lumiére ; mais il ne put distinguer les objets avec netteté que le 4 du
mois suivant.

CONSÉQUENCES.

J'ai pratiqué publiquement, le 30 janvier 1796, l'opération que M. *Demours*
a faite, depuis, avec tant d'éclat à Paris.
Le mérite de l'invention n'en reste pas

moins à ce savant oculiste ; car le succès seul réalise la justesse des combinaisons, et décide les époques marquantes de l'art.

Toute tentàtive pour rendre à ses fonctions un œil flétri et rapetissé dans son volume, doit être nécessairement infructueuse ; car un tel état indique l'altération incurable des parties molles et fluides de l'œil.

Quelque étendue que puissent avoir les taches de la cornée, si celle-ci conserve un point de transparence , on peut espérer de rendre une portion de vue en ouvrant l'iris dans le point qui y correspond le plus immédiatement. La simple division de l'iris ne donne pas un assez grand écartement : il faut y produire une perte de substance ; pour cela il est nécessaire d'inciser la cornée comme dans l'opération de la cataracte : en faisant un lambeau un peu grand on rend le procédé opératoire plus facile ; mais on doit avoir le soin de disposer l'incision de manière que la cicatrice n'avoisine pas le point lucide de la cornée, et n'en trouble pas la transparence. Quoiqu'une grande pupille soit préférable à une trop petite, il ne faut cependant pas exciser une trop grande portion de l'iris , parce que, outre le danger plus grand de l'hémorragie et de l'inflammation, il en résulte pour le malade, en regardant les objets, un sentiment de mal - aise produit par la grande masse de lumière qui pénètre dans l'œil, et qu'il n'est pas à son pouvoir de diminuer, puisque cette pupille nouvelle ne jouit pas de la faculté de se contracter ; mais il est toujours utile de prolonger le lambeau que l'on excise jusqu'au point d'adhérence de l'iris.

L'opération par laquelle on cherche à former une pupille artificielle. sera très - simplifiée, toutes les fois qu'il sera possible de faire produire à l'iris une hernie à travers une petite ouverture de la cornée, comme dans la seconde opération faite à mademoiselle Darrieroy (*observ.* 71) ; car alors on coupera sans obstacle, avec des ciseaux, la portion de l'iris échappée : on pourra chercher à faire naître cette heureuse circonstance en écartant les deux lèvres de la plaie de la cornée, avec le même instrument qui vient de faire la ponction, et dans le moment où l'écoulement de l'humeur aqueuse, et la diminution qui a lieu dans le globe par l'effet de la contraction plus ou moins

forte de ses muscles, poussent l'iris au dehors,
et produisent instantanément ce staphylôme
que les ciseaux doivent exciser. J'ai vu si
souvent cet accident arriver en opérant la
cataracte, que je pense qu'on le produirait
de même, à dessein, par la précaution que
je viens d'indiquer.

ARTICLE SEPTIÈME.

DES ONGLETS.

OBSERVATION LXXIV.

Onglets doubles sur les deux yeux, opérés avec succès.

Matthieu PERARD, âgé de 57 ans, cultivateur, près de Mâcon, portoit sur chaque œil deux onglets venus depuis quelques mois, à la suite d'une ophtalmie ; ils étoient rouges, épais, de forme pyramidale ; et réunissant leurs extrémités au centre de la cornée transparente, privoient presque totalement le malade de la vue. Je l'opérai le 5 mai 1793, en me servant du stylet de *Méjean*, que je passai sous chaque onglet, et avec lequel je les soulevai, en les tirant à moi, de manière à pouvoir porter facilement entre l'œil et l'onglet, une très-petite langue de carpe de *Daviel*, qui est l'instrument le plus commode pour cette opération ; ainsi je pus facilement inciser à droite et à gauche, sans craindre que sa pointe blessât les parties voisines. Il est plus facile encore de faire suivre le stylet de *Mejean*, par un fil que l'on noue sur l'onglet, et qui est destiné à le soulever jusqu'à ce qu'il soit entiérement séparé du globe de l'œil.

Après l'opération, les paupières fermées furent recouvertes de compresses et de charpie trempées dans l'eau végéto-minérale; la suite du traitement n'offrit rien de particulier; les cornées s'éclaircirent par degrés, et lorsque le malade se retira, le 3 juin, elles avoient presque repris leur transparence. Je conseillai de faire tomber plusieurs fois par jour, dans chaque œil, cinq ou six gouttes d'huile de noix, sur deux onces de laquelle on délaye deux gros de tartre stibié : ce topique est moins douloureux que la pommade de *Scherer*, et m'a toujours mieux réussi.

OBSERVATION LXXV.

Onglet opéré avec succès sur l'œil gauche.

Louis JOUBERT, âgé de 5o ans, marbrier, sujet à de fréquentes migraines et à des ophtalmies , portoit sur l'œil gauche un onglet placé entre le grand angle et la cornée transparente jusques au centre de laquelle sa pointe s'étendait : je l'opérai de la même manière , et l'extirpation faite , je promenai légérement un crayon de pierre infernale sur tous les points de la cornée qui avoient été le siége de l'adhérence : le malade sortit guéri , le 28 mai 1793 , seizième jour de l'opération.

CONSÉQUENCES.

La plupart des onglets que j'ai observés , naissoient du grand angle de l'œil , pour se rendre au centre de la cornée ; presque toujours l'œil opposé ne tardoit point à s'affecter de la même maladie. Dans une jeune fille scrophuleuse , quatre onglets naissoient sur chaque œil , des quatre points opposés de la cornée ; elle se refusa à toute opération.

En opérant l'onglet par le procédé que j'ai mis en usage, il faut conduire la langue-de-carpe d'une manière égale, tantôt vers un point d'adhérence, et tantôt vers l'autre , afin qu'ils soient à peu près détachés en même-temps.

Il faut cependant préférer de séparer d'abord le point d'adhérence à la cornée transparente, soit parce qu'étant le plus petit, il est le plus facile à détacher ; soit parce que sa situation sur la partie transparente de l'œil rend son excision complète plus nécessaire, et qu'elle est plus facile, tandisque l'on tient l'onglet soulevé avec le fil ou le stylet ; car les fragmens que l'on en laisseroit, s'élèveroient en tubercules charnus, qui, placés sur la cornée lucide, nuiroient beaucoup au passage de la lumière, et retarderoient l'époque de la guérison.

ARTICLE HUITIÈME.

DES STAPHYLOMES

ET

DE LA PARACENTHÈSE DU GLOBE DE L'ŒIL.

OBSERVATION LXXVI.

Staphylôme de la membrane de l'humeur aqueuse, suivi d'un Staphylôme de l'iris. Perte de la vue.

Aimé MARMET, âge de 68 ans, marbrier, vint à l'hôpital le 23 octobre de l'an 1796, avec une ophtalmie à l'œil droit, suite d'un coup porté par un éclat de pierre, sur la partie antérieure et moyenne de cet organe: l'accident étoit arrivé depuis seize jours, et n'avoit été que foiblement soulagé par l'application des topiques émolliens. En examinant l'œil, j'aperçus au centre de la cornée lucide, une tumeur du volume d'une tête de mouche qui, vue antérieurement, paroissoit noire, tandisque par côté, on la voyoit manifestement claire et limpide; elle s'échappoit à travers une petite plaie faite à la cornée, et ne pouvoit être méconnue pour un staphylôme de la membrane de l'humeur aqueuse, puisque derrière elle on voyoit l'iris déployé dans son intégrité, et la pupille parfaitement dans l'état naturel: une légère compression exercée sur le globe, des compresses trempées dans un colyre styptique, et le contact de la pierre infernale sur la tumeur, la détruisirent en peu de jours, et parurent avoir produit la guérison.

Cependant, deux mois après, Marmet revint à l'hôpital dans un état infiniment plus fâcheux; un staphylôme de l'iris avoit remplacé celui de l'humeur aqueuse, et formoit en dehors de la cornée, une tumeur du volume d'un petit haricot; la pupille effacée ne laissoit passer aucun rayon de lumière, et le malade souffroit beaucoup. Je tentai vainement par les moyens indiqués ci-dessus, d'arrêter les progrès de ce nouveau staphylôme : il s'éleva chaque jour davantage, de manière à faire disparoître entièrement l'espace qui forme la chambre antérieure, et le malade ne fut soulagé que lorsque l'excision de la tumeur, avec les ciseaux, eut fait cesser la compression qu'exerçoit sur elle le mouvement des paupières : la vue resta perdue, sans espoir de retour.

OBSERVATION LXXVII.

Staphylôme de la membrane de l'humeur aqueuse, suite d'ulcère. Guérison. Tache succédant à la guérison.

Vincent MOUTARDE, âgé de 7 ans, vint le 13 novembre 1796, portant sur la partie inférieure de la cornée transparente, une tache légère, au centre de laquelle on remarquoit un petit ulcère qui laissoit élever de son fond une tumeur transparente, du volume d'une tête d'épingle, ne changeant point la forme de la pupille, et qu'il fut aisé de reconnoître pour un staphylôme de la membrane de l'humeur aqueuse. Cette tumeur disparut en peu de jours, en la touchant avec un crayon de pierre infernale ; mais dans le point sur lequel elle avoit reposé, la cornée conserva une tache épaisse et incurable.

OBSERVATION LXXVIII.

Œil rompu spontanément. Staphylôme de l'iris. Vue perdue.

Marie BUISSON, âgée de 30 ans , portoit sur l'œil gauche une tache , suite d'une oph-talmie considérable. Du centre de la tache s'élevoit depuis quinze jours un petit staphy-lôme de l'iris; au moment de son apparition, la malade avoit éprouvé tout à coup une douleur violente , précédée d'une espèce de craquement remarquable , et suivie d'écoulement abondant d'une eau chaude et limpide ; circonstances que l'on éprouve toujours lorsque la cornée , venant à se rompre, laisse échapper, avant l'iris qui doit la suivre, l'humeur aqueuse renfermée dans les deux chambres. En contractant adhérence avec la circonférence de l'ouverture qui lui avoit livré passage, le staphylôme cessa de faire des progrès , mais la pupille fut effacée si complétement que la malade ne pouvait distinguer la lumière : elle sortit de l'hôpital dans cet état, n'ayant rien voulu souffrir pour la destruction du staphylôme.

OBSERVATION

OBSERVATION LXXIX.

Staphylôme de la totalité de l'iris. Excision de la cornée.

Madeleine VIAL, âgée de 25 ans, reçut un coup de bâton sur l'œil gauche ; au même instant elle perdit la faculté de voir ; l'œil se tuméfia insensiblement, au point que l'iris chassé en avant dans sa totalité, poussa avec lui toute la cornée transparente, et forma un staphylôme qui représentoit une tumeur du volume et de la forme d'une graine de raisin. L'hydrophtalmie augmentant chaque jour, la cornée se sépara dans son point d'adhérence avec la sclérotique, et laissa échapper plusieurs fois une grande quantité d'humeur aqueuse. On voyoit suinter cette humeur par l'ouverture qui s'étoit conservée fistuleuse à la partie supérieure de la cornée. L'œil étant perdu, et tout moyen de compression inutile, je me déterminai pour faire cesser les accidens et corriger une horrible difformité, à exciser la cornée transparente, sans toucher la sclérotique, et à vider l'œil de toutes ses hu-

I

meurs. Cette opération fut pratiquée le 10 mai 1793, trois mois après le coup reçu; elle ne fut suivie d'aucun accident, et son résultat permit à la malade de se faire placer un œil avant de quitter l'hospice.

OBSERVATION LXXX.

Staphylôme sur la sclérotique. Paracenthèse inutile. Compression. Caustique. Non-succès.

Jacques – François BLACHON, de Bojas, près d'Annonay, âgé de trente-quatre ans, agriculteur, étoit tombé cinq mois avant l'époque à laquelle je le vis, le 12 juin 1796, et s'étoit heurté l'œil contre un chenet; le lendemain tout le globe parut échymosé, et l'on distingua sur la sclérotique, près de son union avec la cornée transparente et du côté du grand angle, une tumeur du volume d'un pois, d'un bleu – noirâtre, arrondie dans sa partie supérieure, inférieurement oblongue et plus étroite, se dirigeant obliquement de dedans en dehors, et de haut en bas, et qui parut être évidemment un staphylôme de l'iris, s'échappant à travers les fibres écartées de la sclérotique. Lorsque je vis le malade, la tumeur avoit doublé de volume ; l'iris fortement entraîné vers ce point, présentait la pupille alongée en raquette ; elle reprenoit cependant sa forme arrondie, lorsqu'on réduisoit le staphylôme par une légère compression, et le malade y voyoit alors aussi-bien que dans l'état le plus naturel. On avoit inutilement employé contre cette maladie, les sangsues et les collyres de toute espèce : je tentai la compression exercée sur la paupière avec une petite pelotte de charpie, bien soutenue par un bandage, et renouvelée matin et soir : elle fut sans succès, ce qui me détermina, après quinze jours de son usage, à faire la paracenthèse du globe de l'œil, dans l'espoir que l'humeur aqueuse, en se vidant, diminueroit le diamètre des chambres, cesseroit de pousser l'iris au dehors, et permettant aux parties solides de revenir sur elles-mêmes, rendroit plus efficace l'action des topiques fortifians. Parmi ces derniers, je choisis le beurre d'*antimoine* ; mais, ni son application soutenue, ni la paracenthèse répétée jusqu'à trois fois, ni la permanence de la compression, ne purent changer l'état du staphylôme, et le malade quitta l'hôpital dans le même état.

OBSERVATION LXXXI.

Paracenthèse du globe de l'œil dans une hy-drophtalmie. Cristallin enlevé. Non-succès.

Etienne ROCHE, âgé de 9 ans, ayant toujours joui d'une très-bonne santé, avoit complétement perdu l'œil droit à la suite de la rougeole : le gauche ne s'étoit point fondu, mais une large tache avoit obscurci la cornée transparente ; et quoiqu'elle ne mît obstacle au passage des rayons lumineux que dans un point, l'enfant n'y voyoit pas : l'œil étoit beaucoup plus gros que dans l'état naturel, la chambre antérieure fort grande, la pupille immobile et très-dilatée, l'iris refoulé en arrière, le cristallin sans couleur.

Je partageai l'opinion de ceux qui pensoient que cette maladie étoit incurable. Je conçus, cependant, qu'une hydrophtal-mie pouvoit exercer sur le cristallin, le corps vitré et la rétine, une compression dangereuse, et que dans ce cas il n'étoit pas impossible que la ponction du globe de l'œil eût quelque succès. Je devois une tentative à l'intérêt puissant qu'inspiroit un enfant de cet âge, condamné par cet accident à une cécité qui devoit durer autant que sa vie; et j'eus le courage de l'entreprendre. En conséquence, je pratiquai, le 15 juillet 1796, la paracenthèse du globe de l'œil, proposée par *Tourville*, *Manchard*, *Col-de-Villars*, etc. Je me servis de la lance qui sert à abattre la cataracte, et la plongeai dans la cornée transparente, à l'extrémité externe de son diamètre transversal; il sortit beaucoup d'eau, la pupille se contracta avec force, mais le malade n'y vit pas davantage: l'œil reprit en peu de jours tout son volume, et la pupille sa première dilatation.

Je présumai alors que si je pouvois donner issue à une humeur moins susceptible de se régénérer, et plus dense que l'humeur aqueuse, je toucherois plus facilement au but : ce fut ce qui me détermina, quatre mois après, à enlever le cristallin même par l'opération de la cataracte : il sortit muqueux, un peu jaune et transparent. J'avoue que j'eus quelque espérance, lorsque le jeune malade me dit qu'il voyoit la lumière; mais elle fut prompte à s'évanouir ; et quoique la cicatrice se fît sans obstacle , et que l'œil restât beau , l'incurable cécité n'en persévera pas moins.

OBSERVATION LXXXII.

Hydrophtalmie. Aveuglement. Traitement mercuriel. Ponction du globe. Non-succès.

Mademoiselle ***, âgée de 28 ans, tourmentée , dans sa jeunesse, par les effets d'une maladie strumeuse , avoit , depuis sept ans , perdu l'œil droit , à la suite d'une inflammation chronique , spontanément développée ; le gauche , depuis dix - huit mois , s'affectoit d'une hydrophtalmie, dont les progrès devenoient chaque jour plus sensibles , et elle étoit menacée de perdre la vue. Le Docteur *Pitt* , Médecin distingué , dont nous avons à regretter la perte , donnoit , depuis long-temps, ses soins à cette malade. Appelé à délibérer avec lui , je reconnus l'hydrophtalmie ; la pupille étoit immobile, et la malade ne pouvoit distinguer les objets. D'après l'opinion que nous prîmes de la maladie, nous arrêtâmes la nécessité d'un traitement mercuriel par frictions , précédé

de la ponction du globe de l'œil. Cette opération faite le 28 janvier 1797, laissa échapper toute l'humeur aqueuse que renfermoient
les deux chambres, permit à la pupille de
se resserer, mais sans influer sur la vue
d'une manière heureuse. Les frictions consécutivement employées, produisirent une
salivation et développèrent dans l'œil une
inflammation que nous regardâmes d'abord
comme d'un favorable augure, mais qui se
dissipa à la fin du traitement, laissant
l'organe affecté, dans un état encore plus
fâcheux.

CONSÉQUENCES.

Le staphylôme qui suit l'opération de la
cataracte, peut reconnoître pour cause l'inflammation des parties intérieures du globe
de l'œil, sur-tout lorsque l'iris a été blessé;
alors il ne faut le combattre que par les
moyens propres à détruire l'inflammation;
et ce seroit ajouter beaucoup à la violence
de celle-ci, que d'appliquer sur la tumeur,
soit le beurre d'*antimoine*, soit la pierre infernale. Le staphylôme naît aussi quand le
lambeau de la cornée a été mal réuni, soit

qu'une portion de la conjonctive, les cils
ou le cartilage de la paupière inférieure
se soient interposés entre les lèvres de la
plaie, soit que le gonflement de ces parties
ait produit le même effet. Dans cette circonstance, le lambeau de la cornée est ordinairement soulevé en totalité, et le staphylôme en occupe au moins toute la partie
inférieure ; il faut l'observer avec soin, retirer la paupière inférieure en bas, la fixer
même par quelques emplâtres agglutinatifs,
comprimer doucement avec l'appareil sur
la totalité du globe, et attendre : quelquefois il suffit d'ôter tout appareil, et d'abandonner l'œil découvert à toute la liberté de
ses mouvemens ; la paupière inférieure s'é-
loigne alors du lambeau de la cornée, et le
staphylôme disparoî. Le plus souvent l'iris
a contracté adhérence avec les lèvres de la
plaie de la cornée, et loin de s'échapper,
il s'affaisse chaque jour davantage ; alors
un caustique que l'on porteroit sur le staphylôme, propageroit l'inflammation sur la portion de l'iris qui est derrière la cornée, et
augmenteroit les accidens ; mais si la tumeur
s'accroît chaque jour, se circonscrit et s'é-
lève comme une petite graine de raisin,

c'est une preuve que l'iris n'a point contracté d'adhérence avec les lèvres de la plaie
de la cornée, qu'il continuera de s'échapper davantage et fera bientôt disparoître la
pupille, si on n'y porte remède. Il faut alors
courir les dangers de l'inflammation, et
toucher la tumeur avec un caustique, afin
de l'enflammer dans sa surface, et de lui
procurer, avec la plaie de la cornée, l'adhérence qui peut seule empêcher le mal de
s'augmenter chaque jour.

Le staphylôme formé par la membrane
de l'humeur aqueuse est facile à connoître :
il est toujours petit, transparent ; laisse l'iris
et la pupille dans leur intégrité, ne succède guère qu'à de petits ulcères de la cornée, est entouré de taches plus ou moins
épaisses, se rompt facilement, laisse alors
échapper l'humeur aqueuse, et produit une
ophtalmie plus ou moins grave. Je connois
plusieurs malades chez qui les accidens de
rupture sont fréquens. Madame Chabert, de
Lyon, est dans ce cas. Dès que la pellicule
s'est de nouveau formée, les accidens cessent,
parce qu'elle ferme l'ouverture fistuleuse de
la cornée, et met obstacle à la communication de l'air dans l'intérieur de l'œil, com

munication qui seule produit la douleur et de graves fluxions.

Le staphylôme de la membrane de l'humeur aqueuse est une circonstance toujours heureuse, lorsqu'il succède à un ulcère, ou à un accident qui a détruit un point de la cornée, parce qu'il ferme la fistule qui est la suite nécessaire de l'un et de l'autre, et met obstacle à l'écoulement continuel de l'humeur aqueuse ; chercher à le guérir, seroit donc l'acte d'une conduite peu réfléchie.

Le staphylôme de l'iris est quelquefois la suite de celui dont nous venons de parler : il est aisé à reconnoître. On se conduit pour le traitement, d'après ce que j'ai dit sur le caractère des adhérences qu'il contracte. Si la compression et les caustiques n'en bornent pas les progrès, il faut en faire l'excision de suite : c'est le meilleur moyen de lui faire contracter des adhérences avec la cornée. Je crois la ligature dangereuse.

Tout ce qui entame l'une ou l'autre des cornées, est capable de donner naissance à un staphylôme ; cependant, comme il ne se forme pas dans ces circonstances seules, on est forcé de convenir qu'on peut reconnoître quelquefois pour cause, l'affoiblissement de ces membranes, ou l'action trop expansive des humeurs qu'elles renferment.

Tous les malades, chez qui l'œil s'est rompu après une violente ophtalmie, m'ont dit avoir éprouvé subitement une horrible douleur, avec bruit dans l'œil, suivie d'un soulagement très-prompt et d'un écoulement d'eau assez considérable : c'est le moment où le staphylôme se forme.

Le staphylôme dans lequel l'iris et la cornée transparente sont entraînés dans leur totalité, est incurable : on ne peut qu'en corriger la difformité, en vidant le globe de l'œil.

Ne pourroit-on pas faire servir à la guérison d'un staphylôme léger, le suc de la *Belladona*, dont l'effet, en l'introduisant dans l'œil, est de produire à un très-haut degré la dilatation de la pupille, ce qui peut suffire à la réduction de cette espèce de hernie de l'iris ?

La paracenthèse du globe de l'œil doit être rarement suivie de succès, parce que l'hydrophtalmie qui la nécessite, n'est que le symptôme d'une maladie plus grave des parties profondes du globe de l'œil, comme l'*ascite* et l'*hydrothorax* ne sont souvent que celui d'une affection des organes renfermés dans les cavités.

ARTICLE NEUVIÈME.

DE LA GOUTTE SEREINE

ET DU GLAUCOME.

OBSERVATION LXXXIII.

Goutte sereine commençante. Effets heureux des émétiques répétés, et du séton à la nuque.

Benoîte MARTIN, âgée de 30 ans, couturière, de Belay, peu réglée, ayant toujours joui d'une bonne santé, vint à l'hôpital, le 4 mai 1796. Depuis quinze mois elle s'étoit aperçue que sa vue s'affoiblissoit dans l'œil droit, et depuis deux, elle n'en voyoit plus. On ne distinguoit cependant, dans cet organe rien de particulier, que le peu de mobilité de la pupille, également remarquable dans l'œil gauche, qui faisoit bien toutes ses fonctions. La malade pâle et abattue, avoit la langue chargée et la bouche amère , ce qui me détermina à lui faire prendre un vomitif aussitôt après avoir mis quelques sangsues aux cuisses. Plusieurs apozèmes purgatifs , avec addition de quinquina , et l'infusion de fleurs d'*arnica montana* , comme tisane , succédèrent à ce premier remède. Je le répétai après quinze jours ; il fit rejeter une grande quantité de bile verte et poracée ; le lendemain la malade y vit mieux ; je lui fis prendre alors chaque jour , à jeun , une chopine d'eau , chargée d'une once de sel de sedlitz , et trois grains de tartre de *Lemery*. Son usage , continué pendant dix jours , produisit de copieuses évacuations par le bas , et soutint dans l'estomac une disposition aux nausées , dont un troisième émétique put seul délivrer la malade. Elle y vit alors parfaitement, et au point de pouvoir distinguer une épingle jetée sur le sol. Je croyois la guérison assurée, lorsque huit jours après, une fluxion, prise en s'exposant à l'air humide et froid , ramena la première difficulté de voir. Je fis alors un séton à la nuque, et revins à l'usage des apozèmes : la vue se rétablit peu à peu , mais non dans l'état favorable où j'avois eu le bonheur de l'a-

mener. Enfin, la langue restant constamment saburrale, je donnai un quatrième
émétique qui parut opérer quelque bien,
et après lequel Benoite Martin sortit en
assez bon état. Je lui conseillai les eaux de
Vichy.

OBSERVATION LXXXIV.

Madame POPELIN, de Beaujeu, âgée de
33 ans, d'un tempérament foible et caco-
chyme, éprouvée dans son enfance par tous
les maux qui appartiennent à cet âge, et
sujette depuis à de fréquentes douleurs de
tête, fut exposée pendant une longue pro-
menade, à toute l'action d'un soleil ardent.
Le soir, elle se plaignit d'une douleur aiguë
sur le sourcil gauche, et l'œil du même côté
ne distinguant les objets qu'à travers un
épais brouillard, perdit, en trois jours, la
faculté de voir. L'œil droit s'affecta bientôt
de la même manière ; et lorsque je vis la
malade, le 4 avril 1800, elle ne distinguoit que les corps les plus volumineux :
les yeux paroissoient sans altération dans
leur transparence, mais le regard avoit quel-

que chose d'égaré; les pupilles étoient dilatées et peu mobiles.

Cet état, qui duroit depuis trois semaines,
avoit déjà été combattu par les pédiluves,
une saignée de pied et une forte dose d'ipé-
cacuanha.

Je prescrivis pour deux jours, une limonade à la crême de tartre, et pour le soir,
un bol fait avec quatre grains de scamonée,
deux de mercure doux, et un d'aloës, in-
corporés dans la confection de hamec ; le
7, trois grains de tartre de Paris, dissous
dans trois verrées d'eau, ne firent vomir que
peu de bile. Je revins au bol drastique,
donné le matin à jeun, faisant boire par-
dessus un bouillon d'herbes, chargé de demi-
once de sel de sedlitz. Je me préparois à
donner l'émétique, pour la troisième fois,
lorsque, le 12, la malade, après avoir pris
son bouillon, vomit spontanément une très-
grande quantité de bile verte et poracée.
Je continuai les mêmes remèdes de deux
jours l'un seulement, avec la précaution
de présenter l'œil, plusieurs fois le jour, à
la vapeur d'une décoction de fleurs d'*arnica
montana*, chargée de quelques grains de sel
ammoniac et de sel de soude. Le 14, la

malade put distinguer de l'œil droit les fentes des carreaux de sa chambre , un collier et plusieurs autres objets. Le 17 , elle étoit encore mieux , et reconnoissoit séparément chaque lettre de l'alphabet. Le 21 , elle lut plusieurs lignes de suite , quoique moins facilement de l'œil droit que du gauche. J'appliquai un vésicatoire à la nuque , le 23, recommandant à la malade , de l'entretenir plusieurs mois : elle partit pour Beaujeu , le 29 , continuant les mêmes remèdes. J'ai appris , long-temps , après que le succès en avoit été aussi heureux qu'on pouvoit le désirer.

OBSERVATION LXXXV.

Goutte sereine depuis sept ans. Incurable.

Le même traitement fut sans efficacité chez le fils Dulac , natif du Puy , âgé de 12 ans , qui depuis sept ans étoit affecté d'une goutte sereine , survenue après de fortes convulsions, et dont la santé étoit d'ailleurs parfaite. Je fis faire de plus une forte saignée de bras , et appliquer plusieurs fois les sangsues aux tempes. Le tartre stibié

fut

fut donné comme altérant, à la dose d'un demi-grain, de manière à produire, chaque jour une fois ou deux, le vomissement. Le ventre fut tenu libre avec les poudres d'antimoine, de cloportes et de scammonée : enfin, aux pillules fondantes, préparées avec les extraits de ciguë, d'aconit, et le savon médicinal, je fis succéder la décoction de valériane et de fleurs d'*arnica montana*. La tête fut constamment couverte d'un large sachet rempli de sel ammoniac chaud, pulvérisé, uni à une petite quantité de soude : la glace fut momentanément appliquée sur les yeux ; et pendant la nuit, on les couvrit de sachets remplis de camphre humecté avec l'éther vitriolique. Le seul effet que cet ensemble de moyens parut produire, après quatre mois de soins, fut la diminution du volume des yeux, un peu de rougeur dans les conjonctives, et une sensibilité qui permettoit de distinguer, comme une ombre, le passage de la main, tandis qu'auparavant, Dulac ne distinguoit nullement les ténèbres de la lumière.

K

OBSERVATION LXXXVI.

*Goutte sereine, guérie par les évacuations
sanguines.*

Madame PLACE, de Boën, département
de la Loire, âgée de trente ans, mariée à
14, et mère de deux enfans, avoit, depuis
une année, perdu complétement la vue de
l'œil gauche; quelques nuages légers avoient
seuls annoncé le principe de cette altération,
dont les progrès avoient été rapides : l'œil
droit étoit parfaitement sain, et le gauche
lui - même ne présentoit d'autre signe de
cette maladie, que la contraction moins
facile de la pupille. Mad.e Place étoit fort
maigre, soit que cet état fût la suite de violens chagrins, soit qu'il fût entretenu par
des accès de convulsions auxquels elle étoit
exposée depuis deux années, et que la réunion de plusieurs circonstances me faisoit
attribuer à la présence d'un *ténia* : les accidens nerveux prenant chaque jour plus
d'intensité, et la perte absolue de l'œil gauche donnant de vives inquiétudes sur les
dangers que pouvoit courir le droit, la ma-

lade se détermina à venir à Lyon, le 2 du mois de mars 1803.

Je lui prescrivis trois tasses d'une infusion de menthe poivrée, dans chacune desquelles on ajoutoit quinze gouttes de teinture de *castoréum* ; des bains tiédes, des lavemens, une décoction d'absynthe dans du lait, et chaque jour un bol de six grains d'*aquila alba*. Le 7, il y eut une hémorragie abondante par les gencives. Le 9, jour où je fis appliquer trois sangsues aux cuisses, l'œil devint douloureux, rouge, larmoyant, et permit à la malade de distinguer quelques rayons de lumière. Le 10, les règles parurent. Le 19, d'après le soupçon que j'avois de la présence d'un *ténia* dans les intestins, j'administrai la poudre de fougère et l'huile de *ricin*. Ce remède fatigua, excita des coliques, et ne fit rendre aucun ver, mais il développa des douleurs violentes dans l'œil affecté : un cataplasme de pommes de rainette, arrosé d'une infusion de fleurs de safran, ne soulagea que mediocrement ; et le 21, je fis appliquer six sangsues à la tempe : l'évacuation sanguine qu'elles produisirent, rendit plus de vue à l'œil affecté, ce qui me détermina à revenir, le 23, à l'emploi de ce moyen. Placées autour des paupières, ces six dernières sangsues donnèrent encore plus de sang que les premières ; l'œil reprit son état naturel, et conserva la faculté de voir, que rien depuis n'a altéré.

CONSÉQUENCES.

Les fièvres adynamiques laissent souvent un commencement de goutte sereine ou de glaucome ; j'en ai vu de nombreux exemples.

La même cause qui, dans la quarante-cinquième année de la vie, produit souvent des vertiges, des étourdissemens, des attaques d'apoplexie, etc. peut donner aussi lieu à des gouttes sereines plus ou moins complètes. Ce fut à l'âge de 47 ans que M. Danguin, de Belleville, grand, robuste, et d'un tempérament sanguin, perdit la vue de l'œil droit, après six mois d'un affoiblissement progressif des facultés de cet organe: la pupille conserva cependant encore quelque mobilité, et le cristallin la plus entière transparence.

La goutte sereine est souvent le symptôme d'une affection profonde du cerveau ; alors les douleurs de tête ne tardent pas à se développer, ainsi que les vomissemens, la foiblesse des extrémités, la perte de la mémoire, etc. J'ai vu ces accidens se succéder rapidement chez M. Thermol, Aubergiste à Rives, et se terminer par la mort, malgré l'emploi de toutes les ressources de l'art.

J'ai eu occasion d'observer, plusieurs fois, un état de l'œil qui en impose pour une goutte sereine, et qui cependant est très-susceptible de guérison : comme Mad.^lle de Revonat, de Bourg, m'en a fourni un exemple. C'est une difficulté de voir plus ou moins complète, occasionée par le détachement du mucus noirâtre de la chorroïde, et sa dissolution dans les humeurs de l'œil dont il trouble la transparence. Toutes les couleurs que l'on présente à l'œil malade, paroissent noires, à lexception du rouge qui paroît être un gris-jaune; ainsi, dans la jaunisse, tous les objets semblent jaunes ; on les croit rouges dans l'ivresse ou l'inflammation du cerveau ; blancs dans quelques cataractes laiteuses, etc.

Dans la goutte sereine commençante, sur-tout dans les jeunes sujets, l'émétique répété, est un des meilleurs moyens de guérison : je l'ai vu plusieurs fois produite par des vers, et céder à l'action des vermifuges. Les saignées ne doivent point être oubliées dans les sujets adultes.

Le glaucome est souvent la suite d'une inflammation profonde du corps vitré ; une saignée faite à propos, peut alors le détourner ou le guérir. M. Sapey, Sous-Préfet à la Tour-du-Pin, perdit la vue de l'œil droit, par un glaucome, suite d'une ophtalmie contractée dans des lieux humides et froids.

Il peut être produit par la suppression des hémorragies nasales. Ce fut à la cessation d'un écoulement semblable que Madame Decharnin, d'Aigue-Perse, dut, à 34 ans, la perte de l'œil droit, par la formation d'un glaucome.

ARTICLE DIXIEME.

DE L'OPHTALMIE

ET DE L'HYPOPYON.

OBSERVATION LXXXVII.

*Hypopyon dans la chambre antérieure. Opé-
ration. Guérison.*

Jacques LABASTRON, âgé de 34 ans, col-
porteur, reçut un coup de fouet sur l'œil
droit le 22 décembre 1795; la vue fut perdue sur-le-champ, et la chambre antérieure
remplie de sang. Je le vis quinze jours après:
le sang avoit été remplacé par du pus qui
cachoit entièrement l'iris. Pendant quelques
jours je tentai vainement la résolution, et ce fut
l'insuffisance de tous les moyens mis en usage
qui, le 2 février, me détermina à inciser la
cornée à sa partie inférieure, et dans une étendue de plusieurs lignes. Je me servis du cou-

teau de *Wenzel*; le pus sortit facilement, le malade y vit très-bien, et je fus dispensé de faire dans l'œil quelques injections que j'avois préparées; je me contentai de le faire fomenter avec l'eau de Goulard. La plaie se réunit sans difficulté; mais l'inflammation fut longue à se dissipper; et cinq semaines après, quand le malade sortit de l'hôpital, elle duroit encore : la pupille étoit large, dilatée, peu mobile : la partie inférieure de l'iris adhéroit à la cicatrice de la cornée, et la vue étoit confuse. Elle n'avoit rien gagné deux mois après, quoique l'œil fut alors sans douleur et sans inflammation.

OBSERVATION LXXXVIII.

Hypopyon. Mobilité du pus dans l'œil.
Remèdes inutiles.

Lucrèce MONTARD, âgée de 65 ans, vint à l'hôpital le 29 janvier 1795, avec un hypopyon dans l'œil gauche, suite d'une ophtalmie grave. Comme elle se refusoit à toute opération, j'employai vainement les sangsues, les purgatifs, les vésicatoires à la nuque, les topiques émolliens, résolutifs, les fu-

migations alkalines, etc. La pupille se resserra par degrés, disparut par l'adhérence
de l'iris, et l'œil fut perdu. Cette femme
souffroit plus la nuit que le jour. Le pus se
précipitant dans la partie basse de la chambre antérieure, sans troubler la transparence
de sa partie élevée, se déplaçoit tantôt à
droite, tantôt à gauche : dans ces déplacemens,
la pupille se découvrant quelquefois, la malade y voyoit. Cette circonstance prolongea
l'espérance qu'elle avoit de guérir par les
seuls médicamens mis en usage, et lui fit
absolument refuser toute espèce d'opération.

CONSÉQUENCES.

Une ophtalmie rebelle peut être guérie
par une métastase heureuse : je l'ai vue se
dissiper à la naissance d'un érysipèle au visage, et plusieurs fois par un érysipèle aux
jambes.

J'ai souvent vu la grossesse guérir des
ophtalmies très - anciennes, tandis que,
dans d'autres sujets, le retour de l'époque
menstruelle ramenoit dans l'œil une sensibilité plus vive et une plus grande inflammation. Une femme de Marcigny étoit dans
cet état depuis trois années.

Quoique tous les signes extérieurs qui font reconnoître une ophtalmie soient dissipés, il arrive souvent que les parties profondes du globe, sur-tout le corps vitré et la rétine, conservent une sensibilité qui ne permet pas au malade de distinguer les objets ; accident qui ne s'efface qu'avec le temps, et que la saignée peut encore soulager à une époque très-reculée.

Dans l'ophtalmie inflammatoire, la douleur est soulagée par des topiques doux, émolliens, ou légérement résolutifs. Elle est au contraire augmentée par la plupart des applications émollientes dans les ophtalmies érysipélateuses et chroniques; elle diminue souvent en tenant l'œil ouvert, exposé à l'air, et même à un certain degré de lumière. Il est des taches de la cornée qui ne veulent être traitées que par les topiques émolliens : ce sont celles qui sont le résultat d'une fluxion, avec ou sans rougeur, mais toujours avec sensibilité plus vive à la lumière, écoulement de larmes et enchiffrenement. Leur couleur est d'un blanc-mat-nebuleux, fuligineux ; jamais elles n'ont le blanc du vernis d'assiette que quand elles ont pris le caractère chronique, seule époque à laquelle peuvent être employés , sans douleurs , les poudres absorbantes et les topiques actifs , à moins que l'œil ne perde plutôt la sensibilité et les autres signes qui indiquent un état inflammatoire.

L'inflammation qui porte sur l'iris , laisse souvent la pupille dans un état de resserrement qui nuit beaucoup à la vue. Quelquefois aussi l'iris s'exfolie , et l'on en voit de petits lambeaux encore adhérens par un point , et qui , flottant contre la pupille , en changent la forme , et mettent un obstacle plus ou moins grand au passage de la lumière. Un emplâtre d'opium camphré , appliqué sur les paupières , ou quelques gouttes de dissolution d'extrait de jusquiame ou de *belladona* , introduites dans l'œil , sont les remèdes qui réussissent le mieux dans le premier cas. Je n'en connois pas dans le second.

L'inflammation de la rétine se reconnoît à une douleur profonde dans le fond de l'orbite, augmentant par la lumière du soleil ou la clarté des bougies ; à la forte contraction de la pupille sans rougeur apparente, etc. Elle existe souvent seule dans les affections chroniques. J'ai soigné, avec le docteur Petetin, un

jeune homme qui étoit dans ce cas , à la suite
d'une ancienne dartre à la peau. L'œil paroissoit dans l'état naturel , et cependant sa
sensibilité étoit telle que le malade , obligé
de vivre dans les lieux les plus obscurs ,
éprouvait une douleur déchirante , toutes les
fois que le plus foible rayon de lumière arrivoit jusqu'à lui. Aucun moyen ne put le soulager, et les sages avis de l'homme instruit qui
dirigeait avec moi son traitement , ne purent
l'arracher à cet état d'isolement et de douleur.

L'hypopyon est très - suceptible de guérison quand le pus ne remplit pas les deux
chambres , parce que celui - ci , délayé par
l'humeur aqueuse, est alors plus ou moins re-
pompé avec elle. Les topiques émolliens et
les purgatifs drastiques favorisent cette résolution. J'ai vu la saignée de pied la produire
subitement , dans un moment où tout espoir
de l'obtenir sembloit perdu. Quoique cette
légère métastase soit sans danger , il est toujours bon de lui faire succéder les remèdes
purgatifs. On peut conserver long-temps du
pus , sans inconvénient , dans la chambre
antérieure ; il n'en est pas de même quand il
s'est répandu dans la postérieure : sa présence
est fort douloureuse , et l'inflammation fait

des progrès plus rapides. En pratiquant l'o-
pération il ne faut pas craindre d'inciser un
peu grandement la cornée; le pus sort mieux,
les injections sont plus faciles, et la réunion
du lambeau est plus prompte.

Il est dans l'hypopyon une occasion d'er-
reur qui peut devenir funeste au malade,
en lui faisant refuser une opération que
tout rend nécessaire ; elle existe sur - tout
dans les cas où la chambre antérieure n'é-
tant qu'à moitié remplie de pus, la pupille
se découvre dans les divers mouvemens de la
tête ; alors le malade y voit, et prenant une
nouvelle confiance dans l'effet des médicamens, refuse tout autre moyen de secours.

Le poids des cataplasmes rend leur emploi
incommode dans la plupart des maladies
des yeux : on se trouve mieux des topiques
sous forme de fomentation.

Une once d'huile de noix dans laquelle on
délaye un gros de tartre stibié , et dont on
fait couler quelques gouttes entre les paupières , forme un excellent topique contre
les taches de la cornée. L'infusion de fleurs
de tournesol, animée par quelques gouttes de
teinture myrrhe, m'a particulièrement réussi
dans les ophtalmies froides et chroniques.

ARTICLE ONZIÈME.

DU CANCER DE L'ŒIL,

ET DE SON EXTIRPATION.

OBSERVATION LXXXIX.

Gilbert CHATELET, cultivateur, âgé de 3o ans, de Tournus, portoit depuis son enfance sur la sclérotique de l'œil droit, une petite tumeur qu'il regardoit comme bornée dans ses progrès, lorsqu'une gonorrhée, assez légèrement traitée, parut en augmenter le volume, et le détermina à la faire extirper à Mâcon. Après peu de jours, la tumeur reparut et le malade vint à Lyon le 8 de mai 1792. Les souvenirs du passé, et un suintement muqueux que Châtelet conservoit encore par la verge, nous déterminèrent à prescrire d'abord un traitement anti-vénérien par les frictions : il fut fait, et n'influa point sur le volume de la tumeur dont M. *Rey* fit l'extirpation le 13 de juin. Quelques fongosités molles qui

s'élevèrent peu après, donnèrent de l'in-
quiétude sur la reproduction de la maladie,
et furent assez complétement détruites par
la pierre infernale, pour que la guérison parût certaine. Cependant, le 7 mars 1793,
Chatelet vint de nouveau se confier à nos
soins. La tumeur avoit repris son premier
volume ; elle étoit rouge, inégale, d'une consistance médiocre, aplatie et adhérente dans
toute sa base : elle recouvroit la moitié
inférieure de la cornée transparente, et la
plus grande partie de la cornée opaque. Les
paupières se fermoient avec peine : la conjonctive étoit rouge, le larmoiement continuel, et les douleurs assez considérables.
Une seconde extirpation fut pratiquée le 10,
et rendue facile en soulevant la tumeur à
l'aide d'une ligature jetée autour d'elle, tandis que le couteau de *Wenzel* la séparoit
d'avec les deux cornées. La plaie, encore sanglante, fut touchée fortement avec la pierre
infernale, et l'œil recouvert d'un cataplasme
émollient arrosé d'eau de Goulard. Le régime
et les médicamens convenables furent prescrits. Le 12, le malade éprouvoit des douleurs
vives à la partie postérieure de la tête et au-
dessus du sourcil, un éternument pénible et

répété , avec chaleur et forte cuisson dans la narine droite, inflammation et boursouflement léger de la conjonctive. Le 14, il fallut supprimer les cataplasmes dont le poids chargeoit trop le globe de l'œil; tous les autres accidens étoient diminués; l'escarre produite par la pierre infernale paroissoit profonde : des compresses trempées dans du lait camphré et renouvelées en manière de fomentations, furent le seul topique. Le 19, je fus obligé d'exercer une compression sur l'œil sain pour fixer l'œil malade, dont tous les mouvemens étoient douloureux. Le 24, la tumeur me parut végéter de nouveau à sa partie inférieure, et je ne parvins à en maîtriser le développement qu'en la touchant chaque jour, et jusqu'au 8 avril, avec la pierre infernale. A cette époque, le malade quitta l'hôpital ; mais sa guérisonne me parut point assurée : je ne doute pas que le retour de la tumeur n'ait amené, avec le temps, le développement d'un cancer.

OBSERVATION

OBSERVATION XC.

Douleur profonde dans l'œil droit. Cécité.
Rupture de l'œil. Staphylôme. Cancer.

Benoît BRACHON, âgé de 55 ans, ouvrier
en soie, sujet depuis long-temps à des douleurs rhumatismales , avoit perdu la vue de
l'œil droit, par suite de douleurs qui s'é-
toient fixées depuis une année sur cet organe , lorsqu'il vint à l'hôpital dans le commencement de l'an 1794. Plusieurs saignées
par les sangsues , des topiques émolliens
et narcotiques , des pédiluves sinapisés ,
etc., suspendirent les douleurs, mais ne ren-
dirent point la vue. Satisfait de son état ,
Brachon se retira dans sa famille; sa maladie y fit de fâcheux progrès , et lorsque je le
revis le 26 septembre 1795, les douleurs s'é-
toient renouvelées dans le globe de l'œil :
une inflammation vive en occupoit toute l'é-
tendue ; un staphylôme, formé par la cornée transparente entièrement soulevée par
l'iris, recouvrait presque toute sa surface ; des
douleurs aigues et lancinantes entretenoient
la fièvre et l'insomnie. L'association des pi-

lules d'opium et de ciguë aux moyens indiqués plus haut, ramena le calme, seule chose que désiroit le malade qui ne tarda pas à quitter l'hôpital une seconde fois. Le 7 février 1796, l'œil déformé, hors de l'orbite, tuberculeux, offroit un aspect véritablement cancéreux : le malade se refusa à toute opération.

OBSERVATION XCI.

Cancer de l'œil. Extirpation. Retour de la maladie. Mort.

Un enfant âgé de huit ans vint à l'hôpital dans l'été de 1791, ayant l'œil droit extraordinairement saillant , poussé hors de son orbite par une tumeur qui avoit pris naissance à sa partie postérieure , et qui ne paroissoit point intéresser le globe. Cet organe remplissoit encore ses fonctions et jouissoit de tous ses mouvemens; mais jeté entièrement hors de l'orbite par les progrès de la maladie , il se dénatura , se boursoufla, fit corps avec la tumeur et ne présenta plus qu'un champignon inégal , presque aussi gros que le poing : on en fit l'extirpation avec succès ; mais après quelques mois d'une guérison apparente, le jeune malade revint à l'hôpital. En peu de temps la tumeur acquit le volume qu'elle avoit précédemment : sa surface étoit inégale, bosselée et douloureuse au toucher, et l'enfant se plaignoit de douleurs de tête continuelles. Il mourut le premier jour de mars 1792, et nous trouvâmes à l'ouverture du cadavre, que la tumeur molle, celluleuse à l'extérieur, et squirreuse dans son centre, appartenoit entiérement aux graisses de la partie postérieure de l'œil. Les os du crâne étoient parfaitement sains.

OBSERVATION XCII.

Cancer de l'œil. Extirpation. Retour de la maladie. Deuxième extirpation. Petite vérole. Mort.

Paul JEAN, âgé de six ans, avoit toujours joui d'une santé parfaite, si l'on excepte quelques éruptions sur le cuir chevelu, et un dépôt considérable à la cuisse gauche, survenu à l'âge de quatre ans. A cinq, ses parens s'aperçurent que l'œil droit devenoit noir, sans cause apparente et sans douleur. Bientôt le malade cessa de distinguer les objets, et le volume de cet œil augmentant chaque jour, il sortit de l'orbite au bout de six mois. Lorsque cet enfant vint à l'hôpital le 10 mai 1793, la tumeur que l'œil formoit, inégale dans sa surface, étoit de la grosseur du poing, et conservoit quelques mouvemens lorsque le malade remuoit l'œil du côté opposé ; ce que je regardai comme l'indice qu'elle n'étoit point adhérente aux os , puisqu'elle recevoit encore le mouvement que lui imprimoient les différens muscles qui en faisoient partie : on n'apercevoit d'autres traces de l'œil que les débris noirs de la choroïde qui occupoient la partie antérieure et moyenne de la tumeur. Les paupières repousséesen avant et soulevées, l'étrangloient, pour ainsi dire, en formant une espèce de bride ; mais l'une et l'autre étoient saines et bien conservées. L'œil opposé étoit dans l'état le plus naturel, et la santé de cet enfant se trouvoit aussi bonne qu'on pouvoit le désirer. Après l'avoir préparé par de douces purgations et quelques vermifuges , je l'opérai le 18 juin suivant.

Le malade étant couché sur une table étroite, je prolongeai la fente des paupières

par une incision faite au grand et au petit
angle ; soulevant ensuite la tumeur, et renversant avec le doigt la paupière inférieure,
je séparai ces deux parties l'une de l'autre
avec un bistouri droit ; j'en fis autant de la
paupière supérieure , et plongeant le doigt
dans l'orbite pour tirer la tumeur en avant ,
je l'alongeai de manière à en sentir le contour, et à l'isoler parfaitement : je lui reconnus un pédicule assez dur , du volume du
petit doigt , dans le centre duquel se trouvoit
le nerf optique ; je le coupai avec de forts ciseaux courbés sur leur face plate , et à un
travers de doigt de son insertion , ne sachant
pas si en coupant plus près du trou optique ,
la rétraction de l'artère ophtalmique n'iroit
point porter jusques dans le cerveau, la source
d'un épanchement, ou tout au moins d'une inflammation capable de faire périr le malade.
La tumeur emportée, j'excisai différentes portions de la conjonctive, de la glande lacry-
male et de la caroncule, qui me parurent
altérées ou suspectes ; et après avoir lavé la
cavité orbitaire, je la remplis de charpie
que je soutins par un appareil convenable :
l'examen de la tumeur me présenta une substance dure, couenneuse, blanchâtre, uniforme,

parfaitement semblable aux glandes squir-
reuses des mamelles. Les muscles étoient
encore apparens sur sa surface, et l'on y connoissoit les traces de la membrane sclérotique. Je mis le jeune malade aux boissons
émulsionnées et à l'usage d'une infusion de
tilleul , chargée de quelques gouttes de liqueur minérale anodine d'Hoffman : le soir
il eut de la fièvre, et d'assez forts vomissemens dans la nuit. La fièvre fut plus forte
le 19 ; mais les vomissemens cessèrent , et
tout le corps se couvrit de petits boutons mi-
liaires. L'appareil tomba complétement le 22,
et déjà depuis deux jours le malade étoit sans
fièvre. Le 28 , la paupière supérieure se fen-
dit dans sa longueur, étant pour ainsi dire
flottante et manquant de point d'appui du
côté de l'orbite : le pus étoit de bonne qualité. Le 7 du mois suivant, les deux paupières,
dont la longueur étoit de beaucoup excédante
les premiers jours , avoient repris leur volume ordinaire , et n'étoient plus sans ressort ; mais l'inférieure étoit rouge et boursouflée par la formation d'un petit dépôt
dont le pus se vidoit dans l'orbite; elle se
renversoit en dedans et étoit beaucoup dé-
bordée par la supérieure, ce qui détermina

son adhérence au rebord de l'orbite, de manière à priver de l'avantage de pouvoir placer un œil de verre. Le 28, la paupière supérieure exerçoit quelques mouvemens, l'ouverture du dépôt se fermoit, les chairs élevées de toute la circonférence de l'orbite lui offroient un point d'appui. La guérison paroissoit prochaine, et je la crus radicale le 6 août, époque à laquelle cet enfant sortit de l'hôpital dans l'état le plus satisfaisant.

Paul Jean y revint le 10 du mois suivant; la tumeur avoit commencé à reparoître, et soulevoit déjà les deux paupières : je le préparai à une nouvelle opération, et pendant ce temps, la tumeur prit un volume double : je l'extirpai le 18 ; mais pour cette fois, je fus obligé de comprendre dans cette extirpation, la paupière supérieure qui étoit amincie, enflammée et adhérente à la tumeur ; je conservai la paupière inférieure qui me parut saine : il y eut un peu plus de sang que dans la première opération, sans doute parce que les vaisseaux avoient pris plus de dilatation : le nerf optique me parut plus gros et plus dur, je crus même apercevoir qu'il s'étoit alongé; je le coupai aussi loin qu'il me fut possible. Le périorbite, dans plusieurs points, se décolloit avec facilité, et laissoit à nu la surface inégale et rugeuse de l'os ; je sentis même autour des fentes sphénoïdales et sphénomaxillaires, une portion du tissu cellulaire dure et couenneuse qui s'y plongeoit et qui, m'annonçant la profondeur de la maladie, me fit désespérer de la guérison de cet enfant, et redouter une nouvelle reproduction. Le 23 l'appareil tomba, et la tumeur parut végéter de nouveau : je fis ouvrir un cautère au bras, et toucher la tumeur avec la dissolution mercurielle. Le 29 j'établis un séton à la nuque : le 10 octobre, les chairs paroissoient avoir végété en dehors et en bas : les escharres qui résultoient de l'application journalière du caustique, étoient blanches et comme plâtreuses. Le 18 les chairs parurent encore plus élevées, ce qui me détermina à appliquer le cautère actuel entre l'apophyse mastoïde et l'angle de la mâchoire inférieure, comme dans le point où le tissu cellulaire correspond plus intimement avec la fosse zygômatique et la fente sphénomaxillaire. J'administrai l'extrait de ciguë et le calomelas ; et par degré, jusqu'au 30 novembre, je portai la dose de chacun de ces médicamens à quatorze grains par jour. La boisson étoit une légère infusion de garence : ces moyens furent sans succès : la tumeur fit des progrès excessifs, et ils menaçoient de faire périr le malade, lorsque cette fatale terminaison fut hâtée par la petite vérole qu'il prit le 10 décembre : quoique l'éruption en fût belle et discrette, elle produisit la mort le 19 , sans que l'enfant eût un seul instant perdu connoissance.

A l'ouverture du cadavre , je trouvai toute la surface du cerveau couverte d'une couche de mucus grisâtre ; ses cavités contenoient une sérosité plus épaisse qu'à l'ordinaire : il étoit d'ailleurs sain dans toutes ses parties , à l'exception des nerfs optiques qui , dans le point de leur entrecroisement , présentoient une tumeur d'un gris-cendré , du volume d'une grosse noix , plus consistante que le reste du cerveau , et sans trace d'organisation , contenant dans son centre un peu de matière purulente épaissie : le nerf optique du côté gauche , sain dans toute son étendue , mais plus aplati et plus repoussé en dehors , adhéroit sur le côté gauche de la tumeur ; celui du côté droit, au contraire, étoit confondu dans son épaisseur , et avoit complétement disparu : il se prolongeoit ainsi

dans la tumeur de l'orbite qui , à la consistance près , offroit la même structure aux
environs de la fente sphénoïdale , et sur
l'aile droite du sphénoïde : la dure-mère étoit
soulevée par une portion de la tumeur qui
s'étendoit sous elle , et sous laquelle on
trouvoit les os cariés dans leur surface. Toute
la selle turcique était dans le même état , et
remplie de la même matière : on y sentoit
la glande pituitaire beaucoup plus dure , et
l'*infundibulum* étoit détruit. En incisant au-
dessous du *sinus caverneux* , vers le trou
déchiré antérieur , il sortit un peu de pus
qui parut venir de la fosse zigomatique : le
cervelet se trouva recouvert d'un enduit
purulent, mais il étoit sain dans ses parties
intérieures ; enfin , la tumeur du globe de
l'œil descendoit dans l'épaisseur de la joue,
dont tout le tissu cellulaire étoit dur , grenu,
jaunâtre, et très – consistant. Le ventre et la
poitrine étoient sains.

CONSÉQUENCES.

Les tumeurs dures et squireuses qui s'élè-
vent sur la cornée , sont en général fâcheuses, et doivent être respectées ; elles peuvent,
après leur extirpation , ou lorsqu'on les irrite

par des caustiques, développer le germe d'un cancer.

Le caustique peut cependant convenir pour en détruire les restes, après une extirpation qui ne doit jamais s'étendre au-delà des premières couches de la cornée. La pierre infernale est le plus sûr et le plus facile à appliquer.

La compression que les paupières exercent sur les tumeurs de la cornée, leur donne une forme aplatie et une base large, qui rendent leur extirpation difficile; mais elle devient plus aisée en les entourant d'une ligature, ou en les traversant avec une aiguille; car l'érigne les casse, et cache, en faisant couler le sang, la route que doit suivre le bistouri.

La mobilité que conserve encore une tumeur cancéreuse ou de toute autre nature, appartenant au globe de l'œil, est un signe favorable qui peut servir à reconnoître que cette tumeur n'a point contracté d'adhérence avec le système osseux de l'orbite, et que par conséquent l'extirpation peut en être faite avec plus d'espoir de succès; son immobilité ne repousse cependant pas l'opération, s'il est reconnu qu'elle n'est que le résultat de l'espèce de compression que la tumeur, trop volumineuse , supporte dans une cavité qui ne peut prêter à son développement.

Quel que soit le degré d'extension que les paupières aient eu à supporter , on ne doit point les comprendre dans l'extirpation de la tumeur , toutes les fois que la peau qui les forme a conservé son intégrité : le ressort naturel à ces parties les ramène bientôt aux dimensions qu'elles doivent avoir ; leur présence ferme d'une manière moins désagréable la cavité orbitaire , et offre un soutien à l'œil de verre qui doit cacher la difformité , suite de l'opération ; mais pour qu'elles puissent conserver ce dernier avantage , il faut , dans les pansemens , veiller avec soin à ce qu'elles ne se renversent pas en dedans de l'orbite , et qu'elles ne contractent pas adhérence avec le périoste qui le tapisse.

Dans l'opération du sarcocèle , la retraite imprévue du cordon spermatique dans la cavité abdominale , lorsqu'on l'a coupé trop près de l'anneau , est un accident d'autant plus grave qu'il peut donner lieu à un épanchement de sang mortel dans cette cavité : la même crainte ne peut-elle pas s'appliquer à l'extirpation du globe de l'œil ? Et n'est-il

pas prudent de ne point couper le nerf optique trop près du trou qui lui livre passage,
puisque l'artère optique qui l'accompagne
peut, en se retirant dans la cavité du crâne,
devenir l'occasion d'un épanchement de sang
dangereux ?

Dans le sujet de la 92.e observation, je
portai inutilement le cautère actuel entre
l'apophyse mastoïde et l'angle de la mâchoire
inférieure; mais j'ose croire que ce moyen
de secours, mis plutôt en usage, seroit, dans
beaucoup de cas analogues, d'une grande
efficacité. Ce point, garni de beaucoup de
tissu cellulaire, est le confluent de la fosse
zigômatique, de la fente sphenomaxillaire,
de la glande parotide et de la mâchoire inférieure ; plus que tout autre, il a par conséquent des rapports immédiats avec la cavité
orbitaire ; et les sétons ou cautères que l'on
y placeroit, dans les maladies des yeux, me
sembleroient infiniment mieux situés qu'à la
nuque : l'expérience a d'ailleurs appris que,
dans beaucoup d'ophtalmies, après avoir
inutilement promené les vésicatoires sur les
bras ou sur le cou, la guérison est souvent
le résultat prompt d'une suppuration établie
derrière les oreilles par la nature, ou solli-
citée par l'art.

ARTICLE DOUZIÈME.

DU RENVERSEMENT DES PAUPIÈRES,

DE LEUR ALONGEMENT,

ET DE LEUR RACCOURCISSEMENT.

OBSERVATION XCIII.

Renversement de la paupière supérieure par l'engorgement de la conjonctive : excision de cette membrane. Guérison.

François Bonnard, soldat, âgé de 20 ans, vint à l'hôpital avec un renversement de la paupière supérieure de l'œil gauche, suite d'un coup de pied de cheval. L'engorgement étoit considérable dans cette portion de la conjonctive qui revêt l'intérieur de la paupière ; elle formoit, en s'échappant au-dessous d'elle, une tumeur très - volumineuse, modérée seulement dans son développement par la pression du cartilage tarse, et renversant fortement la paupière en dehors et en haut. Le 27 décembre 1796., j'excisai la plus grande partie de la conjonctive protubérante, en plongeant le couteau de *Wenzel* dans son centre, de manière à la traverser de part en part, et en incisant ensuite à droite et à gauche. A peine l'excision fut-elle achevée, que la paupière reprit sa situation naturelle : une légère hémorragie de l'artère palpébrale nécessita un appareil un peu compressif ; mais cet accident fut le seul, et le 3 Janvier 1797, la guérison fut radicale.

OBSERVATION XCIV.

Renversement de la paupière supérieure. Excision de la conjonctive inutile. Alongement de la paupière par une incision de la peau. Guérison.

Gabrielle CORTELIER, âgée de 15 ans, d'Ambérieux, entra à l'hôpital le 2 février 1797, avec un renversement de la paupière supérieure de l'œil droit : cet état existant depuis une année, la conjonctive très-engorgée, faisoit autour du globe une tumeur régulière, recevant quelque mobilité de la paupière supérieure, et couvrant l'œil de manière à remplacer celle-ci. Cet accident paroissoit avoir été le résultat d'un dépôt formé au-dessous du sourcil, ouvert spontanément, et dont le renversement de la paupière ne per-mettoit pas de découvrir les traces : je crus que l'engorgement de la conjonctive étoit la cause de cette disposition vicieuse , et je l'excisai par le procédé indiqué dans la précé-dente observation; mais cette opération faite, je vis avec étonnement que la paupière ne s'abaissoit point : elle étoit tellement rac-courcie par l'effet du dépôt qui avoit existé, qu'il n'y avoit pas trois lignes d'intervalle entre le sourcil et le cartilage tarse. L'o-pération fut donc nuisible , en ce qu'elle enleva une portion de la conjonctive que la nature avoit utilement engorgée , pour couvrir l'œil et tenir lieu de la paupière, ainsi que je l'avois déjà observé chez un autre malade. Le *lagophtalmos*, ou œil de lièvre , resta donc beaucoup plus manifeste qu'auparavant , et ce fut pour y remédier que je pratiquai, peu de jours après , sur la paupière, une incision sémilunaire , divi-sant la peau d'un angle à l'autre , sans toucher le muscle. Les deux lèvres de cette plaie

furent

furent maintenues fortement écartées par la charpie séche ; et la paupière alongée par ce procédé, s'abaissa et recouvrit tout le globe : la cicatrice qui se fit rapidement, et par une espèce de dessication, ayant trois lignes de largeur, donna à la paupière une étendue suffisante pour recouvrir l'œil aussi-bien que dans l'état naturel.

OBSERVATION XCV.

Alongement et immobilité de la paupière supérieure. Excision d'un lambeau. Suture. Guérison.

Pierre JOUDIOUX, âgé de 22 ans, soldat, vint à l'hôpital, le 24 Décembre 1796 ; il portoit depuis trois ans, dans l'épaisseur de la paupière supérieure de l'œil droit, une tumeur molle, sans douleur, du volume d'une amande, de couleur tirant sur le noir, alongeant tellement la paupière qu'elle couvroit entiérement le globe de l'œil ; cette tumeur, suite d'un coup reçu par l'explosion d'un caisson, avoit résisté à tous les moyens mis en usage, et même à l'appli-

M

cation d'un vésicatoire dont j'avois fait cou=
vrir toute sa surface. Je me déterminai, le
9 Janvier 1796, à l'enlever par extirpation. Le malade assis, la tête appuyée sur
la poitrine d'un aide, je fis, dans la plus
grande longueur de la paupière, un pli à
la peau, assez considérable pour qu'une
partie de l'œil restât à découvert. Je fixai ce
pli en le saisissant avec des pinces à pansemens, courbées de manière à s'accom-
moder à la forme semilunaire de la paupière; alors passant au-dessous des pinces
trois points d'aiguille, je plaçai trois fils
doubles destinés, après l'opération, à réunir
les lèvres de la plaie. Je coupai ensuite, avec
des ciseaux, toute la portion du pli de la
peau qui dépassoit le bord supérieur des
branches des pinces; la tumeur mise a nu
par cette excision, se présenta sous la forme
et de la couleur d'une graine de raisin noir;
l'ayant dépouillée de sa pellicule, je reconnus
un caillot de sang sans altération; il fut aisé
de détruire ses légères adhérences avec l'espèce de kiste celluleux dans lequel il étoit
renfermé; alors la plaie bien lavée, je
n'eus qu'à en rapprocher les lèvres, en ser-

rant et nouant les fils qui les traversoient.
La réunion fut très-exacte , et le 19, le malade sortit guéri de l'hospice , la paupière
jouissant de toute l'étendue de ses mouvemens, à la faveur du raccourcissement que
j'avois obtenu.

CONSÉQUENCES.

Dans le renversement des paupières par
la boursouflure de la conjonctive , l'excision
de cette membrane est le seul moyen de
guérison , quand on a inutilement essayé les
autres remèdes ; sur-tout les sangsues et les
scarifications.

Il est une boursouflure de la conjonctive
qui peut être utile et que l'art doit respecter ;
c'est celle qui a eu lieu après quelques circonstances qui ont déformé ou raccourci la
paupière ; car alors cette partie de la conjonctive élevée en tumeur , remplace la
paupière même, et garantit le malade du
danger de perdre l'œil, danger auquel il est
évidemment exposé , quand ce voile mobile
n'existe plus.

Dans le raccourcissement de la paupière,

on peut en produire l'alongement en faisant une plaie à la peau, et en en tenant les lèvres écartées jusques à ce que la cicatrice soit faite.

ARTICLE TREIZIEME.

DE L'ADHÉRENCE DES PAUPIÈRES.

OBSERVATION XCVI.

Adhérence des paupières entre elles et avec le globe de l'œil. Opération. Formation de nouvelles adhérences.

M. GAGNAIRE, chirurgien, âgé de 34 ans, eut les yeux brûlés par l'acide nitrique, échappé d'un ballon de verre en explosion. La perte de la vue ne fut point le résultat immédiat de cet accident, car pendant quinze jours consacrés à l'emploi de tous les moyens capables de modérer l'excès de l'inflammation qui en fut la suite, il distingua facilement tous les objets ; mais les escarres superficielles, produites par l'impression du caustique sur la conjonctive et la cornée, se détachèrent, et dans ce moment peut-être, on ne s'occupa point assez de prévenir les adhérences entre ces deux surfaces ulcérées ; car

M 3

les paupières supérieures perdirent leur mobilité par degrés ; et s'abaissant chaque jour davantage au - devant du globe de l'œil, vinrent s'unir aux paupières inférieures, et fermèrent ainsi toute voie à la lumière.

Je vis ce malade avec mon collègue *Dussaussoy*, les premiers jours d'octobre 1803 : trois mois s'étoient écoulés depuis son accident. Les yeux n'étoient plus enflammés et le long usage des bains, des boissons tempérantes, et d'un régime adoucissant, avoit porté dans toute l'économie cet état de calme si favorable à l'emploi des moyens curatifs. Nous crûmes que l'opération étoit le seul moyen que l'on pourroit employer avec espoir de succès ; que l'adhérence intime entre les bords des paupières, l'étoit moins entre les paupières et la cornée ; que nous en trouvions la preuve dans la facilité avec laquelle le malade distinguoit encore le jour de la nuit, et dans la mobilité que le globe de l'œil sembloit conserver derrière les paupières : un seul point de la cornée trouvé sain, suffisoit pour le succès de l'opération, et nous l'entreprîmes.

En présence de M. *Lusterbourg*, médecin et ancien chirurgien de l'hôtel-dieu, j'essayai d'abord de séparer les paupières de l'œil droit. Le couteau de *Wenzel* put me suffire pour désunir les deux cartilages tarses ; mais quand il fallut détruire les adhérences de la paupière avec la cornée , et disséquer sous le voile , j'employai alternativement les ciseaux de *Daviel* , courbes sur leur plat , le bistouri scarificateur de *Tenon* , et la langue-de-carpe de *Daviel*. Ce dernier instrument sur-tout, fut celui qui parut m'offrir le plus de facilité , son extrémité arrondie me permettant de le porter très-loin , sans crainte de blesser, et d'inciser avec ses deux tranchans à droite et à gauche. Les adhérences détruites, la cornée se présenta dans toute son étendue comme une substance charnue, que je ne pus espérer de rendre transparente. Plus heureux dans l'œil gauche , je découvris un point de la cornée altéré seulement par une légère opacité ; la lumière pénétrant vivement au fond du globe, fit jeter au malade le cri de l'espérance et de la joie ; mais ce bonheur n'eut, en réalité, que la durée de l'éclair. Cette douloureuse opération terminée après une heure de dissection pénible, de douleurs , d'angoisses , et de mouvemens presque convulsifs du malade, je m'occupai de prévenir l'inflammation, et sur-tout la formation de nouvelles adhérences entre les parties séparées : diète, boissons émulsionnées, préparations d'opium, bains de jambes, topiques émolliens, injections sous les paupières, onctions avec le cérat de *Gallien*, mouvemens fréquens du globe de l'œil ; tout fut mis en usage. Chaque jour je détruisois avec le beurre d'antimoine, ou la pierre infernale, les chairs fongueuses de la cornée ; mais elles se renouveloient avec une inconcevable facilité ; elles s'étendirent même bientôt sur le point de la cornée qui avoit conservé un reste de transparence ; et s'unissant à celles que fournissoit la membrane interne des paupières, elles reproduisirent bientôt toutes les adhérences.

Flaté un moment de l'idée d'avoir trouvé le moyen assuré de les prévenir, j'entrepris, peu de jours après, une seconde opération dans l'œil gauche ; elle fut bien plus douloureuse que la première ; les chairs plus dures crioient sous le couteau ; cependant les deux paupières furent parfaitement disséquées, et je les tins éloignées du globe par un œil d'émail, large et peu profond,

que je plaçai derrière elles : les douleurs
occasionées par sa présence se calmèrent
après le premier jour ; les paupières, jusques alors immobiles, jouèrent comme dans
l'état de santé ; les mouvemens du globe
en imprimoient un pareil à l'œil artificiel,
et tout me faisoit espérer que la cicatrice se
faisant bientôt sur les surfaces ulcérées, ne
me laisseroit plus à détruire que les végé-
tations fongueuses de la cornée. Une seconde
fois mon espoir fut trompé : les chairs élevées du fond de l'orbite s'augmentèrent par
degrés, repoussèrent l'œil d'émail, et réta-
blissant ainsi le contact entre les surfaces malades, reproduisirent les mêmes adhérences.
Avide d'espérance, M. *Gagnaire* embrassa
trop ardemment encore celle qui lui fut
offerte par un oculiste, du succès d'une nouvelle opération ; elle faillit lui coûter la vie
par l'excès des douleurs qu'elle occasiona :
l'inflammation la plus aiguë fut suivie de la
fonte complète de l'œil. Une troisième fois
les adhérences se formèrent, et M. *Gagnaire*
n'en acquit que plus fortement la cruelle
certitude que l'art n'avoit plus de secours à
lui donner.

CONSÉQUENCES.

Dans les brûlures , ou ulcères de la cornée et de la face postérieure des paupières , employez tous les moyens capables de prévenir les adhérences.

Cette adhérence n'est jamais bien intime au petit angle, où il se fait un écoulement|de larmes fournies par la glande lacrymale , et qui ne peuvent plus gagner les points lacrymaux.

On ne peut juger, que dans l'opération, la nature et l'étendue de l'adhérence entre les paupières et la cornée opaque : elle est curable dans ce cas; mais il y a peu à espérer quand elle a lieu avec la cornée transparente (1); cependant il faut toujours opérer si l'on prévoit l'espoir d'un succès (2).

La facilité avec laquelle on soulève la peau des paupières , et la mobilité du globe de l'œil sous elles , ne sont pas des preuves

-----

(1) Celse ; livre 7 , chap. 7.

(2) Marc Aurel Severin ; de la médecine efficace, 2.ᵉ partie , chap. 35 , pag. 215.

que les adhérences n'existent point , parce que la conjonctive très-lâchement unie aux paupières , permet cette mobilité.

La langue-de-carpe de *Daviel* est l'instrument le plus commode pour disséquer sous les paupières.

L'excessive sensibilité des chairs qui recouvrent la cornée malade , comparée à son insensibilité dans l'état de santé , prouve que la faculté de sentir est excessivement modifiée par l'altération des organes.

Un œil artificiel , large et peu profond , est très-propre à prévenir de nouvelles adhérences dans les cas qui sont susceptibles de guérison (1).

----

(1) M. *Guerin*, de Lyon, médecin très - connu par son excellent Traité des maladies desyeux , publié en 1769, a consigné dans les annales de la société de médecine - pratique de Montpellier, tome 2 , page 281 , 1815, des réflexions infiniment intéressantes sur la possibilité de prévenir les nouvelles adhérences de la paupière supérieure , en la fendant perpendiculairement, de manière à y former une espèce de bec-de-lièvre qui, par l'écartement de ses lèvres , laisse à nu le point transparent de la cornée , et par conséquent donne toutes les facilités pour réprimer la végétation des chairs fongueuses. Comme cette opinion est présentée par l'un des médecins oculistes les plus distingués de la France, et que les expériences qu'il a faites avec notre collègue *Thenance*, en pratiquant cette opération sur des lapins, semblent en faire présager le succès ; je pense que dans une circonstance analogue à celle qu'a présentée M. *Gagnaire*, il ne faut pas hésiter à mettre en usage le procédé de M. *Guerin*, et à emporter même un lambeau de la paupière supérieure, si cela paroissoit nécessaire pour découvrir plus amplement la cornée.

CHAPITRE II.

DES PLAIES DE TÊTE.

ARTICLE PREMIER.

DES PLAIES DES PARTIES MOLLES ET DURES DU CRANE.

OBSERVATION PREMIÈRE.

Plaie à lambeau avec dénudation des os du Crâne, guérie en huit jours par les emplâtres agglutinatifs.

Pierre BARRON, âgé de 33 ans, d'un tempérament sanguin, fut apporté à l'Hôtel-Dieu, le 8 juillet 1791, pour une plaie à lambeau, au côté gauche de la tête, faite en tombant de sa hauteur. Le lambeau pris sur les deux tiers du pariétal, s'en détachoit supérieurement, et sa base, dans laquelle étoit comprise une portion du muscle crotaphite, sembloit reposer sur l'oreille : il étoit peu contus, mais il y avoit beaucoup de sang épanché entre le muscle et les os du crâne totalement mis à découvert ; l'ouverture d'un petit rameau de l'artère temporale entretenoit l'hémorragie près l'angle antérieur de la plaie. Après avoir rasé, lavé la tête, exprimé tout le sang placé sous le lambeau, je réunis celui-ci par des languettes d'emplâtre agglutinatif, soutenues par quelques compresses graduées, et un bandage médiocrement serré. Le 11, je levai l'appareil ; le lambeau était réuni dans toute son étendue, mais l'on sentoit à sa partie inférieure un peu de mollesse et d'empâtement ; je replaçai l'emplâtre agglutinatif, et les compresses furent trempées dans le vin aromatique. Le 16, le malade sortit de l'Hôtel-Dieu parfaitement guéri.

OBSERVATION II.

Plaie à lambeau sur le côté gauche de la tête. Réunion consécutive, obtenue par les emplâtres agglutinatifs.

Simone JALABERT, âgée de 54 ans, n'étant plus réglée depuis 5 ans, tomba de sa hauteur, chargée de deux cruches pleines d'eau. La bosse coronale gauche porta sur un escalier

en pierre, et la peau qui la couvre fut divisée crucialement jusqu'à l'os ; la malade ne
perdit pas connoissance, et sentit seulement
une légère douleur ; elle fut saignée le même
jour, et pansée avec l'eau d'*arquebuse*. Les
paupières s'étant considérablement tuméfiées, et la plaie étant devenue douloureuse,
elle fut apportée à l'Hôtel-Dieu le troisième
jour de son accident, 3 Juillet 1791. La malade fut pansée avec les cataplasmes émolliens
qui eurent bientôt dissipé la douleur et l'en-
flûre ; les bourdonnemens qu'elle éprouvoit
dans la tête cessèrent. Le 7, se plaignant de
maux de cœur, de nausées, de constipation,
d'amertume de la bouche, etc. elle fut évacuée par un purgatif doux, qui fut répété le
11. Le 13, je rapprochai les lèvres de chaque
division par des languettes d'emplâtre agglutinatif ; la plaie parut diminuée des deux
tiers : la malade éprouvait toujours quelques étourdissemens, mais elle s'en étoit
plaint avant sa chute. Le 18, elle sortit de
l'Hôtel-Dieu presque guérie.

OBSERVATION III.

Plaie à lambeau. Suture faite sans nécessité.
Guérison.

Philibert GINET, âgé de 12 ans, tomba de dessus un mulet, le 17 septembre 1792. La partie supérieure du front porta contre le sol, et la peau qui la recouvre fut détachée en un lambeau de près de six pouces d'étendue, qui fut tout à fait renversé sur le vertex ; uoique par cette position le lambeau semblât se prêter à une réunion facile qu'auroient maintenue les emplâtres agglutinatifs et les bandages, celui qui secourut le blessé crut devoir y pratiquer trois points de suture entrecoupée. Le malade fut apporté à l'Hôtel-Dieu, sur la fin du même jour. Le lendemain, les lèvres de la plaie étant enflées et très-douloureuses, je coupai tous les points de suture, et pansai simplement avec la charpie et les émolliens; le lambeau ne se recolla qu'en partie : il se fit sous lui plusieurs points de suppuration qui se tarirent cependant par degrès, et permirent un recollement complet, le 20 octobre, trente-troisième jour de l'accident.

OBSERVATION

OBSERVATION IV.

*Plaie à lambeau sur le sommet de la tête.
Réunion imparfaite. Accumulation de pus
sous le lambeau. Crainte d'accidens consécutifs.*

Claude DEFORT, charretier, âgé de 24 ans,
d'un tempérament robuste et sanguin, tomba,
le 19 juin 1791, d'environ vingt pieds de
haut, sur le sol, et se fit au sommet de
la tête une plaie présentant un lambeau de
forme triangulaire, de l'étendue de plusieurs pouces, et occupant toute l'épaisseur des tégumens; sa base adhérente encore
à la protubérance occipitale, étoit percée
d'une ouverture de six à sept lignes d'étendue ; le péricrâne n'étoit point détaché,
les chairs peu contuses, et les os sans altération. Le blessé apporté à l'Hôtel - Dieu,
je tentai la réunion de la plaie par les emplâtres agglutinatifs, avec la précaution de
placer quelques bourdonnets dans l'ouverture située à la base du lambeau, afin que le
pus qui viendroit à s'accumuler dans ce
point, pût trouver une issue, et ne s'opposât

N

point au recollement. Quoique le malade eût perdu beaucoup de sang, il éprouvoit des vertiges; sa tête étoit douloureuse, ainsi que tout le cou et le bas du visage : il fut saigné le 20 et le 21. Le 22, il avoit encore le pouls dur, plein et fréquent; il éprouvoit des inquiétudes pénibles, ne pouvoit garder dans le lit, la position horizontale, et préféroit se tenir assis. Quelques caillots de sang furent rejetés par le vomissement, le corps se couvroit de sueur plusieurs fois dans la journée, et l'œil se cachoit involontairement sous la paupière supérieure : une troisième saignée rétablit le calme. Le 23, je levai l'appareil, le lambeau s'étoit recollé, et un peu de pus sortit par l'ouverture de sa base: tous les tégumens de la tête étoient empâtés; et le côté gauche, d'une sensibilité excessive. J'achevai de couper les cheveux, réappliquai les agglutinatifs, et couvris toute la tête d'un cataplasme émollient, arrosé d'eau végéto-minérale : je continuai ce pansement jusqu'au 27. La douleur du cou et de la tête diminua, le sommeil de la nuit fut plus tranquille, l'empâtement se dissipa, et le pus rougeâtre et sanguinolent sortit en plus grande quantité par l'ouverture du lambeau : la position hori-

zontale n'avoit presque plus rien de gênant.
Le 29, le pus s'amassant au-dessus de la protubérance occipitale, je fus obligé de prolonger, par une incision, la plaie du lambeau,
et de lui donner une forme cruciale. Le 15
juillet le malade étoit bien, et le 28, 39.ᵉ jour
de son accident, il sortit de l'Hôtel-Dieu :
la plaie n'étoit point cicatrisée, mais sans douleur ni empâtement à sa circonférence : le
visage étoit encore pâle et d'un jaune-ter-
reux. Quand le malade tournoit fortement la
tête à gauche, il éprouvoit un tremblement
involontaire qui cessoit quand il la ramenoit
dans la position verticale. Je lui recomman-
dai beaucoup de ménagement, ne le croyant
point encore à l'abri de tous les accidens
consécutifs.

OBSERVATION V.

*Coup de sabre détachant presque toute la
paupière supérieure. Suture entrecoupée.
Guérison.*

Jean-Antoine ANDRÉ, tambour de la section du Port-du-Temple, reçut le 9 novembre 1795, un coup de sabre qui coupa pro-

fondément et détacha la paupière supérieure de l'œil gauche, de manière qu'elle ne tenoit plus que par un petit lambeau de peau à l'angle externe de la paupière inférieure ; elle étoit renversée sur la tempe, froide, repliée sur elle-même, et donnoit peu d'espoir pour la réunion ; je la tentai cependant, à l'aide de trois points de suture entrecoupée, placés à quelques lignes de distance les uns des autres, et noués sur de petits bourdonnets de charpie ; elle eut lieu au 5.ᵉ jour, à l'exception de l'extrémité du lambeau qui, trop contus, ne put se réunir au grand angle, et laissa, dans ce point, le globe de l'œil à découvert. Quand le malade sortit de l'hôpital, sur la fin de décembre, la cicatrice étoit parfaite, et la paupière commençoit à se mouvoir sur l'œil ; depuis elle a recouvré la liberté de tous ses mouvemens.

OBSERVATION VI.

Plaie sur le sommet de la tête, avec dénudation des os du crâne. Exfoliation au quarante-troisième jour. Guérison.

Jeanne-Marie ROSIER, âgée de 30 ans, fut frappée d'un coup de hache sur la partie

supérieure et moyenne de la tête , le 25
juin 1794 ; quoique la forme élevée de son
chapeau modérât beaucoup la force du coup,
les chairs furent cependant divisées jusqu'à
l'os , dans une étendue de près d'un pouce :
conduite sur le soir à l'hôpital , la malade
fut pansée avec un cataplasme émollient ;
le lendemain 26 , elle se plaignoit d'étourdissemens , et d'une très - vive douleur de
tête. L'évacuation menstruelle qui avoit lieu
au moment de l'accident , n'avoit pas été
supprimée. Le pouls étoit petit , gêné, la
langue blanche à sa base : en sondant la
plaie , je sentis les inégalités de la suture
sagittale , et je fis sur elle une incision cruciale, par laquelle je coupai jusqu'au périoste ;
le pansement se fit avec de la charpie sèche ,
recouverte le soir d'un cataplasme émollient :
la boisson fut une infusion de vulnéraires
édulcorée avec le miel et quelques légers calmans. Le 27 , les règles ayant cessé de couler,
je fis appliquer six sangsues aux cuisses pour
rappeler le flux menstruel , et débarrasser la
tête. Le 29 , demi-once de sel d'epsum et trois
grains de tartre émétique dans une chopine
d'eau , firent vomir deux fois , et procurèrent
cinq selles ; la tête se trouva soulagée : un

purgatif léger fut administré le onze et le treize , et l'état de la malade fut assez bon jusqu'au 23 juillet , où la nouvelle époque menstruelle ramena quelques douleurs de tête. Le 7 août et le 16 j'enlevai deux pièces d'os considérables , faisant partie de la suture sagittale. Le 3 septembre , 70.ᵉ jour de la blessure , la guérison fut parfaite.

OBSERVATION VII.

Plaie contuse sur le sommet de la tête. Exfoliation de toute l'épaisseur des os. Guérison.

Claude LAMARCHE , âgé de 22 ans , reçut le 2 janvier 1796 , un coup de bouteille sur la partie supérieure et un peu postérieure de la tête : il tomba étourdi , mais il se releva aussitôt , et fut apporté à l'hôpital , où j'incisai la plaie. L'os n'étoit point complétement dénudé ; un examen attentif m'assura de son intégrité. La plaie fut pansée convenablement ; il n'y eut point d'accidens avant le 17 : mais à cette époque , une fièvre continue , une vive douleur de tête , un assoupissement léger , me firent craindre l'inflammation du cerveau , qui fut cependant heureu-

sement prévenue par les saignées, les purgatifs, les vésicatoires à la nuque, etc. Le
calme s'étant rétabli, la pourriture d'hopital qui s'étoit emparé de la plaie, se borna,
l'exfoliation de l'os contus se fit le 24 mars,
51.ᵉ jour de la blessure, dans toute l'épaisseur de l'os, et dans une étendue de vingt
lignes sur une largeur de dix : la dure-mère
étoit déjà recouverte de bourgeons charnus;
on l'apercevoit soulevée dans le fond de la
plaie : tout annoncoit la guérison prochaine;
elle fut complète le 10 avril.

L'aspect de la pièce exfoliée étoit remarquable, en ce qu'elle présentoit les traces
qu'avoient faites sur la table interne de l'os,
les bourgeons charnus de la dure-mère, en
l'usant au point de démontrer que sa destruction n'eût pas tardé à être complète, si
la pièce osseuse eût été retenue fortement
dans cette position : la nature en ce cas
avoit employé le même mécanisme, par
lequel les fongus et les tumeurs anévrismales
détruisent les os avec lesquels ils se trouvent
en contact.

N 4

OBSERVATION VIII.

*Plaie à lambeau avec dénudation de l'os à
la partie postérieure de la tête. Sa réunion.
Incision à la base du lambeau. Fièvre rémittente au 11.e jour. Mort au 18.e*

Pierre DANTON, âgé de 27 ans, robuste,
d'un tempérament sanguin, étant pris de
vin, et travaillant aux démolitions, tomba
d'environ dix pieds de haut sur une pierre
anguleuse, le 4 juillet 1794 : il se fit une
plaie parfaitement triangulaire à la partie
postérieure du pariétal droit ; elle avoit à sa
base trois pouces de largeur : cette base étoit
tournée en arrière, et répondoit dans sa partie la plus déclive, à une portion du pariétal
mise à découvert, mais sans altération. M.
Schitli, chirurgien de l'hôpital, qui appliqua le premier appareil, fit sur le centre
de la base du lambeau, une contre-ouver-
ture, et tenta la réunion. Pour faciliter la
digestion des alimens que Pierre Danton avoit
dans l'estomac, on lui donna une infusion
de thé : le soir, le pouls étant grand et fort,
je lui fis faire une saignée de bras : il dormit

peu et souffrit la nuit. Le 5, même douleur :
le front étoit légérement érysipélateux, le
pouls moins dur et assez égal ; j'enlevai l'appareil pour examiner ce qui se passoit du côté
de la plaie. Il sortit par l'incision faite à la
base du lambeau, une grande quantité de
sérosité sanguinolente : la douleur parut diminuée. Le 6, le pouls étoit dur, grand,
et fréquent ; il y avoit chaleur, altération,
langue très-blanche et très-épaisse : une seconde saignée fut faite le matin, la tisane
émulsionnée fut prescrite pour boisson, un
lavement et une potion calmante furent donnés le soir. Le 7 le malade étoit mieux : tout
fut répété hors la saignée. Le 8, la langue
étant humide, épaisse, très-blanche et limoneuse, je donnai une once de tamarins et quatre grains de tartre stibié dans une chopine de
petit-lait. Il n'y eut point de vomissement,
mais de copieuses évacuations alvines. La
langue étoit pâle le 9, et la rougeur érysipélateuse qui, la veille, avoit paru autour
de l'œil gauche commençoit à se dissiper :
un purgatif fut donné le 10. Le pus sortoit librement par l'écartement des lèvres de la
plaie, mais il paroissoit s'en accumuler sous
la partie postérieure du lambeau ; cette accu-

mulation parut plus sensible le 13, et se prolongeoit jusqu'à l'insertion des muscles occi-
pitaux : je lui donnai issue par deux incisions
longitudinales de deux pouces d'étendue et
parallèles, de manière à laisser entre elles
un lambeau de tégumens, de la largeur de
trois travers de doigt : il y avoit un peu de
fièvre, mais la langue étoit belle.

Le 25, 11.ᵉ jour de la blessure, le malade
prit, à trois heures de l'après midi, un accès de fièvre dont le froid fut de demi-heure ;
il se termina par une sueur abondante : à
onze heures il eut un second frisson. Le 16,
je fis passer la tisane d'orge acidulée avec la
crème de tartre, et la liqueur minérale
d'Hoffman à la dose de trente gouttes dans
une potion calmante ; j'y joignis quatre
bols d'un gros de quinquina uni à ce même
sel : le froid de l'accès ne reparut qu'à six
heures ; le malade fut peu fatigué : le 4.ᵉ
accès vint à une heure du matin ; le frisson fut peu considérable, et la chaleur
légère.

Le 17, il étoit assez bien ; la suppuration
de la plaie paroissoit de bonne qualité ;
il prit son accès à quatre heures : à onze
heures il eut le 6.ᵉ Le 18, les mêmes mé-

dicamens étoient continués : le 7.ᵉ accès vint
à six heures du matin : la langue étoit plus limoneuse , le pouls plus accéléré, la suppuration assez bonne , mais moins abondante :
le ventre étoit libre : le 8.ᵉ accès survint à
trois heures ; le frisson fut un peu plus fort.

Le 20 , à six heures, le 11.ᵉ accès se montra ; il fut très - léger et presque inaperçu :
même état de la plaie , mêmes remèdes : à
trois heures, 12.ᵉ accès assez fort : il y eut
une légère hémorragie par la partie postérieure de la plaie : les chairs perdirent subitement leur consistance et leur couleur
naturelle , signes de la résorption purulente.

Le 20 juillet , les lèvres de la plaie étoient
encore plus affaissées , la suppuration séreuse
et noirâtre , chargée de caillots ; les tégumens mobiles sur la tête , le visage jaune , la
langue aride dans son milieu , la respiration
gênée , le ventre douloureux , le pouls mou ,
mais tremblottant , le malade ne put boire
que quelques verrées d'une décoction de
quinquina acidulée par l'acide vitriolique :
le soir tous les symptômes s'accrurent , il
perdit connaissance dans la nuit , et mourut
le lendemain , 7.ᵉ jour de l'invasion de la
fièvre , et le 18.ᵉ de la blessure.

OBSERVATION IX.

Plaie avec perte de substance du muscle cro-
taphyte et de l'os temporal. Bon effet de la
perte de sang artériel. Pourriture d'hôpital
communiquée par contagion.

Louis - Germain Duval, âgé de 40 ans,
de Massillac, département du Cantal, fut
apporté à l'hôpital le 20 août 1794; il avoit
reçu le matin, sur le côté gauche de la tête,
un coup de sabre qui avoit emporté une
grande portion du muscle crotaphyte, la
partie supérieure de l'oreille, et un fragment de l'os temporal, dans une largeur de
six lignes; ce qui formoit, de haut en bas,
une plaie ovalaire plus large que la paume
de la main, et très douloureuse. Il avoit perdu
beaucoup de sang; il vomit, à son arrivée, le
vin et autres liqueurs spiritueuses qu'on lui
avoit fait boire immédiatement après sa blessure qui, quoique se présentant sous un aspect grave, fut sans accident jusqu'au 5 septembre, ce que j'attribuai à la grande perte
de sang artériel fournie par l'ouverture de l'artère temporale, ayant eu occasion d'observer

plusieurs fois l'effet plus affoiblissant des hémorragies artérielles , et leur influence heureuse dans les plaies de tête , pour pré-venir les accidens inflammatoires : le 5 sep-tembre il y eut un mouvement de fièvre , et la suppuration parut s'altérer ; la par-tie déclive de la plaie où le tissu cellulaire étoit plus abondant , offrit un point léger de cangrène humide , qui se soutint pendant plusieurs jours , sans s'étendre , et parut cé-der à l'usage des boissons acidulées , de doux évacuans , et de quelques doses de quin-quina. Il étoit bien le 18 , lorsqu'il se sentit fatigué par l'impression que fit sur lui la vue et l'odeur d'un vaste ulcère putride chez un malade placé dans le lit voisin du sien , et que je fis éloigner sur-le-champ : il en résulta , le jour suivant , un mouvement de fièvre qui ne parut pas altérer la plaie , mais qui porta sur le bas - ventre , et détermina pen-dant deux jours une diarrhée fatigante. La fièvre ayant disparu , le malade sortit de l'hôpital le 26 septembre ; la plaie étoit dans cet état favorable qui ne laisse prévoir aucun accident ; l'os temporal , depuis plu-sieurs jours , étoit recouvert de chairs fermes et grenues.

OBSERVATION X.

Coups de sabre divisant l'os occipital. Fièvre rémittente. Mort. Suppuration de la dure-mère et du lobe postérieur du cerveau.

Jean PERRONET, âgé de 29 ans, fut frappé le 3 janvier 1794, à dix heures du soir, de deux coups de sabre dont l'un portoit sur la partie supérieure latérale droite de l'occipital, et l'autre un peu plus bas, sur sa partie moyenne, tous les deux divisant la plus grande épaisseur de l'os, dans une longueur d'environ deux pouces : au moment où l'on apporta le blessé, il étoit oppressé, dans une agitation considérable, et avoit de fréquentes nausées. Chacune de ces plaies fut pansée avec la charpie sèche, et maintenue dans un écartement suffisant pour conserver son fond à découvert. Il souffrit beaucoup la nuit et les jours suivans, malgré l'application des topiques émolliens, d'une forte saignée et des boissons convenables à son état. La fièvre continua jusqu'au 7, et prit alors le type rémittent : le froid de l'accès fut très-long, et se répéta chaque jour à la même heure, jusqu'au 12 , malgré l'administration d'un léger émétique , et de fortes doses de quinquina uni à la crême de tartre. Le 13, la plaie étoit sèche ; il y avoit de l'assoupissement, des soubresauts dans les tendons, des sueurs abondantes et quelques crachats rouillés. Le camphre à haute dose , l'extrait de quinquina uni à la liqueur d'Hoffman dans une potion calmante , la scarification de la plaie et les vésicatoires aux jambes , n'arrêtèrent point la marche de ces accidens , qui amenèrent la mort le 14 janvier , onzième jour de la blessure.

A l'ouverture du cadavre on vit que la plaie qui étoit sur la partie latérale droite de l'occipital, n'avoit que légérement intéressé cet os; celle qui étoit sur la partie inférieure et moyenne ne le divisoit qu'à la profondeur d'une ligne ; mais la dure – mère et le lobe postérieur du cerveau, dans le point correspondant, étoient enflammés et couverts d'une couche de pus dont on n'apercevoit plus de traces à quatre lignes de profondeur.

OBSERVATION XI.

*Plaie de toute l'épaisseur du coronal. Dénu-
dation de la dure-mère. Guérison.*

Pierre BERGERONEAU, caporal des cano-
niers de la 26.e demi-brigade, âgé de 24
ans, fut blessé le 27 décembre 1796, à la
partie supérieure latérale droite du coronal,
par un coup de sabre qui divisa toute l'épaisseur de cet os, dans une étendue de trois
travers de doigt : il ne fut point atterré par
ce coup, et le pansement ordinaire d'une
plaie simple suffit pour arrêter une légère
hémorragie dûe à la lésion de petits vaisseaux : une saignée de bras, répétée le troisième jour, des bains de pieds avec la moutarde, et quelques boissons calmantes, prévinrent tous les accidens : la langue parut
saburale le 3 janvier, et nécessiter une
purgation qui fut répétée le 5 et le 17 ; quelques exfoliations légères et le développement des bourgeons charnus de la dure-
mère, que l'on apercevoit dans le fond
de la plaie, firent reconnoître d'une manière certaine la dénudation de cette mem-
branc;

brane ; mais cette circonstance ne s'accompagna d'aucun symptôme fâcheux : la plaie
parcourut tous ses temps avec la plus parfaite régularité ; et , malgré les écarts dans
le régime, que se permit le malade , sa
guérison fut complète le 13 février , 48.ᵉ
jour de l'accident.

OBSERVATION XII.

Plaie avec dénudation de l'os occipital. Inflam-
mation et dépôt dans le foie. Mort.

Antoine CUMEMON , âgé de 45 ans , tomba
de sa hauteur sur des pierres , le 5 février
1795 , et se fit à la partie supérieure et
moyenne de l'occipital , une petite plaie avec
dénudation de l'os; j'incisai, le même jour, et
débridai en tout sens le périoste contus et iné-
galement divisé ; il n'y avoit point de fracture, le malade conservoit sa connoissance ,
son pouls étoit naturel; je me contentai de
le tenir à l'usage des infusions vulnéraires et
des potions huileuses associées aux calmans.
Le dégorgement se faisant difficilement dans
les lèvres de la plaie, je le sollicitai par
quelques purgatifs : le 16 février le ma-

lade se trouvoit mieux, il mangeoit avec
appétit, la plaie étoit belle ; mais le 21 la
langue parut se charger ; il y eut du dégoût,
le ventre se tuméfia et devint douloureux
dans la région hypocondriaque droite ; le
24 on distingua une tumeur dure, sensible,
sans inflammation apparente ; je prescrivis
la saignée, les lavemens, les fomentations,
les cataplasmes émolliens, et le petit-lait nitré ; le tout fut sans succès : la tension du ventre augmenta, et le malade mourut le 6 mars,
29.ᵉ jour de sa blessure.

A l'ouverture du cadavre, je trouvai dans
toute l'épaisseur du foie, divers dépôts cir-
conscrits, isolés, renfermant une matière
blanche, épaisse ; la tumeur observée dans
le dernier temps de la maladie, occupoit
la face convexe de cet organe ; elle étoit
prête à se rompre dans l'abdomen, l'inflammation n'ayant pas été assez vive pour faciliter son adhérence avec le péritoine, et
moins encore avec les parois du bas-ventre : le cerveau étoit sain.

OBSERVATION XIII.

*Coup de sabre divisant le coronal. Erysipèle.
Accidens consécutifs. Mort le 14.ᵉ jour.
Pus épanché sous la dure-mère.*

François Rousset, âgé de 23 ans, soldat
au premier bataillon de la Drôme, fut apporté à l'hôpital le 21 avril 1795 ; il avoit
été blessé à la partie moyenne et inférieure du
coronal, par un coup de sabre qui, frappant
obliquement de droite à gauche, avoit fait une
plaie d'un pouce et demi de long, sur trois lignes de large ; je détachai plusieurs petites esquilles qui se présentoient entre les lèvres de
la division, et l'appareil fut appliqué comme
pour une plaie simple : le malade fut saigné du
bras le même jour. Le 24, j'enlevai l'appareil:
l'état de stupeur où se trouvoit le malade ,
la sécheresse de la plaie , me déterminèrent
à mettre le crâne à découvert par une incision cruciale : redoutant un épanchement , je
proposai le trépan : mais le malade s'y refusa.
Le 26 , les lèvres de la plaie étant tuméfiées ,
le front, les yeux , les joues couverts d'un
engorgement érysipélateux, la fièvre forte,

j'ordonnai un vomitif qui produisit d'abondantes évacuations : l'érysipèle parut diminué
le même jour. Le 28, je prescrivis le petit-lait
tamariné et la tisane émulsionnée. Le 29, la
même boisson, un lavement émollient. Le
30 , une légère purgation. Le 2 mai, la
douleur de tête augmenta, la fluxion érysipélateuse disparut, la fièvre devint très-
forte, il y eut du délire : et, malgré les secours de l'art, le malade périt le 14.e jour
de sa blessure.

A l'ouverture du cadavre, je trouvai une
plaie à la table externe de l'os, et contusion
seulement à sa table interne : entre cet organe et la dure-mère se trouvoit une grande
quantité de pus ; on en observoit également
sur le corps calleux ; l'hémisphère droit en
étoit aussi recouvert.

OBSERVATION XIV.

*Coup de sabre avec dénudation du coronal.
Accidens au 10.e jour. Mort le 23e. Etat
sain du cerveau. Dépôt au foie. Sérosité
abondante dans la poitrine.*

Bernard COTTERET, âgé de 22 ans, sol-

dat au 4.e régiment d'artillerie, grand, robuste, d'un tempérament sanguin, reçut, le
30 juillet 1794, un coup de sabre qui, portant sur la partie supérieure et gauche du
coronal, forma de haut en bas, et de gauche à droite, un lambeau de deux pouces de
hauteur, avec dénudation de l'os dans une
étendue de six lignes. Cette plaie, sans accident, fut traitée comme plaie simple, et se
maintint dans cet heureux état jusqu'au 10
août, jour où se développa un violent accès
de fièvre : la durée du froid fut de plusieurs
heures.

Le 11, le pouls étoit fort, la tête douloureuse, le visage rouge; le malade fut saigné
deux fois au bras : l'accès vint à onze heures
du soir.

Le 12, la langue étoit saburrale, le visage un peu jaune; je prescrivis trois grains
de tartre stibié dans une demi-pinte de petit-
lait. Ce médicament fit vomir et beaucoup
évacuer par le bas.

Le 13, à cinq heures, le malade eut un
accès moins fort que la veille : la plaie étoit
belle, le visage moins jaune, la langue étoit
dépouillée; j'ordonnai une demi - pinte de
petit - lait nitré et un julep calmant. Un

nouvel accès survint à dix heures du soir.

Le 14, l'accès se montra à six heures du matin : je prescrivis une once de sel d'epsom dans une demi-pinte de petit-lait, un julep calmant et une émulsion. L'accès reparut à trois heures ; le malade eut une sueur abondante dans le cours de la nuit.

Le 15, l'accès vint à cinq heures du matin, le froid dura plus que les jours précédens, la langue étoit sèche, le visage jaune, le pouls dur, les yeux abattus : je réitérai le sel d'epsom dans le petit-lait, le julep calmant, et la tisane émulsionnée : je prescrivis de fréquens pédiluves : la fièvre ne parut pas le soir, les sueurs furent moins abondantes pendant la nuit.

Le 16, le pouls étant toujours fort et plein, je fis placer quatre sangsues au cou, j'ordonnai de nouveau le petit-lait nitré, une potion avec la liqueur d'Hoffman, et je fis répéter les bains de jambes sinapisés ; le soir la fièvre fut légère, la plaie étoit moins sèche, le pouls plus souple : la nuit fut assez bonne.

Le 17, le mieux se soutenoit, le visage étoit moins jaune, la plaie plus humide, la langue étoit cependant toujours sèche, le malade avoit un peu de dévoiement ; je fis continuer le petit - lait simple , la tisane émulsionnée, et les anti-spasmodiques.

Le i8, la fièvre étoit plus forte et continue, le visage rouge, le pouls plein, le malade ressentoit une douleur au bras gauche, et ne pouvoit le lever : je fis pratiquer une saignée de bras, et continuer les mêmes remèdes.

Le i9, la jaunisse étoit plus marquée, la fièvre continue, la langue enflammée, la plaie sèche : je fis répéter les mêmes moyens que la veille, excepté la saignée.

Le 20, le malade ne pouvoit mouvoir le bras gauche : le 2i, les accidens augmentèrent : la jaunisse fut plus intense ; le 22 la poitrine s'embarrassa, le malade perdit connaissance, et les urines devinrent totalement bilieuses : il mourut le 23.

A l'ouverture du cadavre, je trouvai le crâne sain ; la lame externe de l'os, mise à nu, étoit presque exfoliée ; l'interne étoit saine : dans aucun point le cerveau ni ses membranes ne paroissoient altérés ; les veines postérieures de la dure - mère, et celles qui recouvrent la glande pinéale étoient seulement fortement gorgées de sang.

Le côté gauche de la poitrine étoit rempli d'une sérosité très-jaune, la plèvre tapissée d'un enduit muqueux de même couleur, le péricarde et les deux médiastins phlogosés; le côté droit de la poitrine étoit moins enflammé, et renfermoit une petite quantité d'eau.

Le foie adhéroit au péritoine et au diaphragme dans presque toute son étendue : sa couleur étoit d'un gris-bleuâtre, un vaste dépôt existoit dans la partie moyenne et supérieure de son lobe droit ; toutes les autres parties de cet organe étoient saines, le tissu cellulaire de tout le corps étoit très-jaune.

OBSERVATION XV.

Coup de Sabre divisant le coronal, la dure-mère et le cerveau. Paralysie subite du bras gauche. Issue d'une portion du cerveau. Guérison.

Olivier GEHANE, âgé de 21 ans, dragon au 20.ᵉ régiment, reçut, le 9 août 1795, sur la partie latérale droite de la tête, un coup de sabre qui divisa, dans une étendue de cinq pouces, et parallèlement à la suture

sagittale, les tégumens, le crâne, la dure-
mère et une portion du cerveau : le malade
ne tomba point et conserva sa connoissance ;
mais le bras gauche fut sur-le-champ frappé
de paralysie ; il **y** eut une hémorragie considérable, fournie par quelques rameaux
d'artère, et qui, comme dans toutes les
pertes de sang artériel, affoiblit tellement
le malade, que le docteur *Martin*, de St.-
Genis, qui appliqua le premier appareil,
crut devoir s'abstenir de toute nouvelle évacuation de sang. La plaie de l'os était disposée de manière que dans sa partie moyenne,
elle présentoit une ouverture de la forme
d'une grosse lentille, par laquelle le cerveau
souleva et rejeta pendant plusieurs jours divers fragmens de sa substance. Le malade
n'avoit pas eu le moindre accident lorsqu'il
vint à l'hôpital, le 7 août, quinzième jour
de sa blessure : la circonférence de l'ouverture osseuse dont nous venons de parler,
étoit alors recouverte de chairs ; on appercevoit dans son fond, le soulèvement de la
dure-mère : les pansemens furent faits avec
un plumaceau arrosé de baume de *Fioraventi*,
et recouvert d'onguent *canet*. Le 13 août,
on ne distinguoit plus la surface soulevée de

cette membrane, ce qui pouvoit indiquer son exfoliatiou complète, et son adhérence consécutive aux os du crâne. Le 28 août, le bras gauche commençoit à exécuter quelques mouvemens. Le 12 septembre, il avoit presque autant de force que le droit ; la plaie n'étoit point encore complétement cicatrisée quand le malade voulut sortir de l'hôpital ; mais il étoit à l'abri de tout danger.

OBSERVATION XVI.

Coups de sabre emportant les os du crâne dans la largeur de la paume de la main. Plaie de la dure-mère et du cerveau. Esquilles enlevées. Incision de la dure-mère et de la pie-mère. Mort. Suppuration du cerveau.

Joseph GENEVAY, âgé de 40 ans, sergent-major au premier bataillon de Rhône - et-Loire , fut apporté à l'hôpital dans la nuit du 6 au 7 janvier 1795 , blessé de plusieurs coups de sabre : le premier avoit divisé le pariétal droit dans sa partie moyenne et postérieure, parallèlement à la suture sagittale; un second, placé plus en arrière, à un pouce de distance du premier, le coupoit à angle droit. Une pièce d'os de la largeur de la

paume de la main, étoit complétement détachée et adhérente au lambeau qui résultoit de
ces deux blessures : enfin un troisième coup,
divisant obliquement, dans l'étendue de deux
pouces, les chairs de la partie droite du
front, mettoit parallèlement l'os à nu. On
se borna à placer pendant la nuit un appareil
propre à arrêter le sang. Le lendemain 7, je
vis le malade ; je réunis, par plusieurs incisions, les deux plaies de la partie supérieure
de la tête, de manière à mettre à nu toute la
portion des os divisés, et à ôter toutes les esquilles mobiles : je n'enlevai cependant pas
la principale qui, prise sur le pariétal droit,
pouvoit avoir trois pouces d'étendue en tout
sens, parce que l'espace qui existoit entre les
os divisés, étoit assez grand pour permettre
aux liquides épanchés de sortir, et que je
craignois de mettre à nu une si grande portion de la dure-mère. Je ne touchai point à
la plaie du front qui ne me parut présenter aucune indication particulière : je dis-
posai l'appareil de manière que la partie
centrale qui recouvroit la fente de l'os
divisé, pût être enlevée sans toucher à
celle qui portoit sur les lambeaux. Le malade fut saigné et mis à l'usage des boissons

émulsionnées, des juleps calmans. Le 8 j'enlevai le centre de l'appareil , et je donnai issue à un peu de sérosité sanglante , amassée sous la portion d'os détachée : je fis sous elle plusieurs injections émollientes , l'appareil fut replacé avec les mêmes précautions. Le malade étoit assez bien le 10 : je fis tomber quelques gouttes de baume de *Fioraventi* entre les fentes de la fracture. Le pouls s'éleva un peu sur le soir du 11 : il y eut, la nuit , de l'agitation et du délire ; la suppuration parut s'établir dans les plaies. Le 12, le pouls étoit grand, dur, plein , tendu, la tête embarrassée , il y avoit un peu de délire : j'aperçus dans ces signes le développement d'accidens consécutifs dus à l'inflammation commençante des méninges et du cerveau, et je fis faire une copieuse saignée de bras qui fut répétée le soir. Le même jour, j'enlevai avec le bec-de-corbin , la grande esquille qui tenoit encore aux chairs du côté droit, et dont la présence m'empêchoit de voir assez à nu la dure-mère pour juger son état et celui du cerveau. Cette membrane découverte dans une grande étendue , me parut contuse et disposée à tomber en escarre : elle étoit divisée au niveau de la plaie de l'os dans une longueur d'un pouce, et le cerveau s'élevoit entre les lèvres de cette division : l'extrémité d'une sonde cannelée que j'y promenai librement ne fit point sortir de liquide épanché, et je fis recouvrir le tout d'un linge très-fin, trempé dans le baume de *Fioraventi*, et de compresses imbibées d'eau végéto-minérale. Le 13, la dure-mère me parut plus soulevée que la veille : il y avoit de l'assoupissement : je fis placer un vésicatoire à la nuque ; ce moyen produisit peu d'amendement. Le 14, j'incisai dans différentes directions ; toute la portion de la dure-mère mise à nu : la pie-mère formoit au-dessous une seconde bride que j'incisai également : la division de cette dernière membrane fournit assez de sang pour m'obliger de l'arrêter par l'application de bourdonnets trempés dans l'huile de térébenthine. Le soir le cerveau s'étoit élevé au niveau des lèvres de la plaie des tégumens : l'assoupissement étoit continuel et la connoissance perdue. Le malade mourut dans la nuit ; à l'ouverture du cadavre, je trouvai un affaissement marqué du cerveau, le lobe moyen de son hémisphère droit étoit enflammé et détruit par la suppuration, dans une profondeur de six lignes ; tout le reste étoit sain,

OBSERVATION XVII.

Coup de sabre avec plaie du coronal. Accidens consécutifs. Mort. Dépôts dans la partie du cerveau opposée à la plaie.

PAILLOT , grenadier de la 16.ᵉ demi-brigade , âgé de 28 ans, d'un tempérament sanguin , fut blessé d'un coup de sabre sur le sommet de la tête, le 23 février 1796. La plaie située à la partie supérieure du coronal se dirigeoit de droite à gauche : l'os avoit été divisé à une profondeur de deux lignes, un petit lambeau en avoit été soulevé. Paillot ne tomba point, ne perdit pas connoissance, et ne vint même à l'hôpital que le 26. Il n'y eût point d'accident jusqu'au 8 mars, époque où il fut pris d'un violent accès de fièvre , le pouls étoit plein, dur et accéléré. Il fut sur-le-champ saigné du bras , mis à l'usage du petit - lait , de la tisane émulsionée. Le soir le malade étant dans le même état, je fis répéter la saignée qui soulagea beaucoup la douleur de tête.

Le 9 , la fièvre étoit moins forte : je prescrivis la même boisson, un lavement

purgatif. Le 10, trois grains de tartre stibié
dans le petit - lait nitré; le malade vomit et
fut évacué par le bas, la nuit fut meilleure.
Le 11, je fis répéter le petit - lait simple; je
lui associai quelques anti-spasmodiques. Le
12, le malade prit un léger purgatif; il étoit
bien le matin; la fièvre vint sur les huit
heures, le pouls étoit dur, plein, le visage
rouge, la langue limoneuse, le ventre un
peu douloureux : j'ordonnai une potion huileuse avec la liqueur d'Hoffman. Le 13, le
bras gauche parut frappé de paralysie. Le 14,
le ventre étoit plus douloureux, le bras gauche toujours dans le même état : je fis répéter le petit-lait aiguisé avec un grain de tartre
stibié, l'émulsion tempérante, la potion huileuse. Le 16, la foiblesse et les autres accidens augmentèrent d'intensité. Il mourut le
21 mars, 26.ᵉ jour de la blessure.

A l'ouverture du cadavre je trouvai que le
crâne n'avoit été divisé que dans sa table
externe : la dure-mére et le cerveau étoient
sains au-dessous de la plaie, c'est - à - dire,
dans le lobe antérieur de l'hémisphère gauche; mais le lobe postérieur du même hémisphère étoit couvert de suppuration. Le lobe
antérieur de l'hémisphère droit offroit un

dépôt encore plus vaste, qui avoit pénétré plusieurs lignes de sa substance. Toutes les autres parties du cerveau étoient saines, et je ne trouvai rien dans la poitrine et le bas-ventre : le dépôt s'étoit formé au côté opposé à celui de l'extrémité supérieure frappée de paralysie.

OBSERVATION XVIII.

Coup de sabre coupant le muscle crotaphyte, l'artère temporale, et toute l'épaisseur du crâne. Réunion obtenue par les aggluti-natifs.

Nicolas GODARD, menuisier, natif de Nancy, âgé de 22 ans, fut apporté à l'hôpital, le 4 février 1798, pour une plaie faite sur la ré-gion temporale gauche, par un coup de sa-bre qui divisoit toutes les parties molles de cette région, les os eux – mêmes, et lais-soit apercevoir, dans leur intégrité, les or-ganes contenus dans l'intérieur du crâne, M. *Lusterbourg*, chirurgien interne de l'hos-pice, ayant arrêté par une compression méthodique, l'hémorragie qui étoit très-abondante, réunit avec beaucoup d'art et de de dexterité, les lèvres de la plaie, les maintint en contact par des bandelettes d'emplâtres agglutinatifs, et fixa letout par un bandage convenablement fait : le malade fut fatigué pendant la nuit, l'estomac étoit rempli de vin et d'alimens ; une légère boisson de thé les précipita ; le lendemain matin, lors de l'invasion de la fièvre, une saignée de bras prévint le développement des accidens inflammatoires : le 6.ᵉ jour, à la levée de l'appareil, la plaie se trouva parfaitement réunie , et permit au malade de retourner à ses travaux avant la fin du même mois.

OBSERVATION XIX.

Brûlure de toutes les parties molles qui recouvrent le côté gauche du crâne. Mort. Suppuration sous la dure-mère.

Guillermine BERT, journalière, de Montluel, âgée de 38 ans, surprise par un accès d'épilepsie dont elle n'avoit point ressenti les atteintes depuis 15 années, tomba dans le feu, et ne fut relevée que quelques momens après sa chute. Tout le côté gauche

de la tête porta sur les charbons ; et lorsqu'elle vint à l'Hôtel - Dieu, le 17 octobre
1792, cinq jours après son accident , nous
trouvâmes que toutes les parties molles du
crâne avoient été consumées ou détachées en
escarres. Le coronal , le pariétal , le temporal montroient leur surface sèche, pâle et
dénudée dans une étendue plus large que
la main ; la malade avoit peu souffert les
premiers jours ; elle n'avoit été pansée qu'a-
vec de l'huile : ses règles, qui depuis l'accident avoient été suspendues, venoient de
reparoître : son pouls étoit dur et petit ; elle
souffroit beaucoup de la plaie : la langue
étoit blanchâtre , et elle avoit de fréquentes
envies de vomir , sur - tout lorsqu'elle se
tenoit assise, ou qu'elle faisoit quelques mouvemens. Après avoir rasé la tête et nettoyé
la plaie, on la pansa avec un mélange d'onguent populéum et d'onguent rosat , étendu
sur de la toile. La malade fut mise à la diète
la plus stricte, à l'usage de la tisane émulsionnée et d'une potion calmante. Le 25 elle
reprit les mêmes envies de vomir : sa langue
étoit chargée, l'apétit avoit disparu. Le 27,
je lui prescrivis une once de casse avec addition de deux grains de kermès, il n'en ré-

sulta que quelques efforts pour vomir , mais
d'amples évacuations alvines : à midi , elle
étoit plus fatiguée ; ses yeux étoient rouges ,
brillans , chargés de larmes , son visage coloré , son pouls plein , dur et très-fréquent ;
elle sembloit vouloir parler , mais ne pouvoit s'exprimer : elle se plaignoit beaucoup ,
et éprouvoit de fréquens mouvemens convulsifs. Je lui fis pratiquer une saignée de bras :
elle fut très-fatiguée pendant la nuit. Le 28 ,
le pouls étoit plus foible , moins dur et moins
fréquent , toute la plaie étoit sèche : je la fis
recouvrir d'un cataplasme émollient saupoudré de moutarde : les convulsions et les vomissemens reparurent , ce qui arrivoit chaque
fois qu'elle buvoit , ou qu'on faisoit effort
pour la soulever. Le 29 , le pouls étoit tantôt
foible , concentré , tantôt vîte , accéléré et
dur , avec des sueurs abondantes , la plaie
toujours sèche : la malade portoit brusquement et involontairement , la main gauche
sur la tête ; la droite étoit immobile , et presque paralysée. Elle mourut le soir du même
jour , 18.ᵉ de son accident.

A l'ouverture de son cadavre , je trouvai
que toute la surface dénudée des os étoit d'un
gris-brunâtre ; une ligne noire marquoit la

circonférence de la portion qui devoit s'exfolier, et le point de contact entre la mort
et la vie. La face interne de ces os ne présentoit nulle altération; mais l'adhérence de
la dure-mère y étoit beaucoup moins forte;
la surface extérieure de cette membrane étoit
d'un blanc moins argenté que dans son état
naturel. En la divisant dans la portion où
elle recouvre l'hémisphère gauche du cerveau, il sortit de dessous elle quatre ou cinq
cuillerées d'un pus blanchâtre, séreux et fétide; une matière plus visqueuse, plus tenace,
adhéroit à sa face interne. La substance du
cerveau ne paroissoit pas affectée; tout le
côté opposé étoit sain, à l'exception d'une
petite tache grisâtre qu'offroit la pie - mére
sur le bord de l'hémisphère droit touchant
à la faux. L'altération maladive de la dure-
mère se prolongeoit jusqu'aux fosses inférieures de la base du crâne; la tente du
cervelet, et le cervelet lui – même, étoient
dans leur état naturel.

ARTICLE SECOND.

DES FRACTURES DU CRANE

TRAITÉES SANS TRÉPAN.

OBSERVATION XX.

Fracture de l'apophyse orbitaire externe du coronal. Grandes incisions. Esquilles sorties. Guérison.

Gabriel Tissier, âgé de 15 ans, fut apporté à l'hôpital le 15 mai 1793 ; il étoit tombé du second étage de sa maison, au premier, par une ouverture qu'une bombe avoit faite au plancher ; il étoit resté quelques minutes étourdi, sans toutefois perdre connoissance ; il avoit rendu du sang par le nez, et rejeté ce qu'il avoit dans l'estomac. Je reconnus au-dessus du sourcil de l'œil gauche une plaie oblique de haut en bas, et de dedans en dehors, qui détachoit le sourcil, et mettoit à nu l'apophyse orbitaire externe du coronal

P 3

fracturée: j'enlevai plusieurs petites esquilles qui sembloient se détacher de la voûte de l'orbite : je mis l'os à découvert dans une plus grande étendue, en prolongeant l'incision en dedans et en haut, et coupant le muscle frontal dans la direction de la plaie; en dehors et en haut, je fis une seconde incision qui, remontant dans l'épaisseur du muscle crotaphyte, formoit supérieurement un lambeau triangulaire, sous lequel on voyoit librement l'état de l'os : je tins les lèvres de la plaie écartées avec de la charpie sèche, que je fis recouvrir d'un cataplasme émollient: le soir, quand le pouls fut un peu relevé, je fis saigner le malade au bras; je lui prescrivis, pour boisson, la tisane émulsionnée, une potion huileuse calmante. Le 16, le malade fut saigné une seconde fois : je fis répéter les mêmes médicamens que la veille. Le 17, le contour de l'œil paroissoit échimosé, la langue présentoit quelques signes de saburre. Je prescrivis, le 19, demi-once de sel d'epsom et un grain de tartre stibié dans chopine d'eau; le malade vomit beaucoup, et fut évacué par le bas : il dormit mieux. Le 20, il prit une légère purgation: les lèvres de la plaie s'étoient dégorgées, les

chairs étoient vermeilles, la suppuration belle;
le cataplasme fut supprimé. Le 29, il sortit
du petit angle de l'œil, une esquille assez considérable; la paupière se dégorgeoit, et l'œil
commençoit à se découvrir; le sommeil et
l'appétit étoient bons. Le 5 juillet, la plaie
étoit presque cicatrisée; la paupière encore engorgée et abaissée sur l'œil, obéissoit
déjà un peu aux mouvemens de son muscle
releveur; l'œil étoit sain, l'enfant bien portant: il sortit de l'hôpital peu de jours après
dans un état de guérison complète.

OBSERVATION XXI.

Fracture du coronal guérie sans accident.

Jean-Marie ANDEL, âgé de 59 ans, vint à
l'hôpital le 5 octobre 1796, après une chute
sur la tête, faite sur des escaliers. Il étoit
resté sur le coup, sans connoissance, et n'a-
voit perdu du sang ni par le nez ni par les
oreilles : deux plaies existoient, l'une sur la
partie latérale droite du front, avec une fêlure triangulaire à la portion du coronal
qu'elle laissoit à nu; l'autre, en arrière, vers
le bord postérieur du pariétal, n'affectoit

que les parties molles. Ces deux plaies par-
coururent leur temps avec une égale sim-
plicité ; on les pansa avec l'onguent de styrax et les cataplasmes émolliens : ces seuls
topiques, dont l'application avoit été précédée d'une saignée de bras , conduisirent
le malade à une parfaite guérison qui eut
lieu le 20 novembre , quarante - neuvième
jour de l'accident.

OBSERVATION XXII.

Fracture du coronal avec enfoncement. Acci-
dens primitifs. Guérison.

Marie FALCONET , âgée de 3 ans , tomba
d'un second étage sur le sol , le 24 avril
1796 : elle resta sans connoissance et fut apportée à l'hôpital dans cet état. Je reconnus une plaie contuse sur le côté gauche du
coronal, avec un enfoncement considérable
et une fracture qui paroissoit se prolonger à
la base du crâne ; croyant que dans cet état
toute application du trépan seroit inutile,
et que cet enfant ne pourroit survivre à un
tel accident , je n'ordonnai qu'un pansement
simple. Cependant la connoissance revint

promptement, aucun accident nouveau ne reparut ; et, contre toutes mes espérances, ce jeune enfant guérit parfaitement d'une fracture aussi grave , malgré l'enfoncement qui devoit nécessairement comprimer le cerveau.

OBSERVATION XXIII.

Fracture du temporal et de son apophyse pier-
reuse , sans plaie des parties molles. Vési-
catoire sur la tête. Dépôt consécutif dans
le cerveau. Mort au 39.ᵉ jour.

Joseph REVERDY, âgé de 36 ans, tomba à la renverse sur les escaliers de la maison qu'il habitoit, la nuit du 2 juin 1791. Apporté à l'Hôtel-Dieu, sans connoissance, pâle, les yeux hagards, et dans un état presque constamment convulsif ; les mâchoires serrées, les lèvres chargées d'écumes, la respiration gênée , le pouls à peine sensible , et le sang sortant par l'oreille droite : on lui fit, le même jour, une saignée copieuse, il reprit connoissance ; mais on s'apperçut qu'il étoit sourd , et insensible au bruit le plus fort : il écrivit cependant son nom et sa demeure ; l'écoulement de sang par l'oreille continua toute la journée, et le lendemain il parut pesant, assoupi, ne disoit rien, ne se plaignoit de rien : la constipation qui suivit fut combattue par l'usage des huileux et des lavemens émolliens : à l'écoulement de sang succèda pendant plusieurs jours, et sans douleur, un flux de matière puriforme ; aucun point de la tête n'étoit plus élevé ni plus sensible qu'un autre : on la rasa complétement, et le 11 juin on la couvrit d'un large vésicatoire ; son effet parut peu douloureux ; il décida cependant au - dessus de l'oreille un point d'empâtement, qui se dissipa peu après ; le malade reprit des forces et de l'appétit, il put sortir : le bruit que l'on faisoit en parlant le frappoit sans qu'il pût rien comprendre.

Le 30, il se plaignoit de foiblesse dans les jambes et d'étourdissemens fréquens. Le premier juillet, il éprouva des vomissemens, la foiblesse dans les jambes continuoit, la tête étoit douloureuse au-dessus du sourcil gauche, le teint étoit jaune, le malade assoupi ; ses membres étoient fléchis pendant le sommeil qui avoit lieu plus habituellement sur le côté droit. Le 4, les vomissemens avoient cessé, mais la foiblesse étoit la même : un lavement avoit beaucoup évacué le malade ; la langue étoit sèche, recouverte d'un limon blanchâtre, le pouls plein, serré, irrégulier. Le 5, douleur plus vive que les jours précédens ; toujours assoupissement et position sur le côté droit : les sangsues au cou et les vésicatoires à la nuque furent sans effet. Le 6, la douleur lui arracha des cris; dans la nuit, il étoit assoupi, couché sur le dos; le pouls étoit petit, fréquent, les yeux larmoyans ; les narines se contractoient, le sac lacrymal se tuméfioit dans l'expiration, la pupille droite étoit très-dilatée, et la gauche très-resserrée : l'une et l'autre étoient immobiles. Le 7, le malade parla dans la nuit, il fut moins assoupi, très-altéré ; son visage étoit coloré, couvert de sueur, le pouls étoit plein et plus développé : il gardoit moins constamment la position horizontale. Le 8, son état étoit le même, le pouls étoit encore plus élevé ; il baissa subitement ; le soir, il devint petit, intermittent : le malade mourut à neuf heures.

Le 9, L'ouverture du cadavre fit reconnoître une fracture de toute la portion écailleuse de l'os temporal droit et de l'apophyse pierreuse qu'elle coupoit d'avant en arrière,

en passant sur l'*hiatus Fallopii* : la dure-mère
étoit saine, quoique percée dans le lieu correspondant à la fracture ; sur ce point venoit
se terminer un dépôt formé dans l'épaisseur
du lobe postérieur du cerveau ; on n'apercevoit nulle trace d'épanchement à la base
du crâne (1).

OBSERVATION XXIV.

*Coup de feu au front. Balle retenue sous le
crâne. Son extraction. Inflammation consécutive. Mort.*

Louis-Toussaint MORNAY, reçu comme incurable dans l'Hôtel-Dieu, âgé de 47 ans,
d'un tempérament sanguin, fort et robuste,
fut frappé d'un coup de feu au front le 29
mai 1793. La balle porta sur la partie supérieure et moyenne du coronal, enfonça les
deux tables de l'os, et se logea dans le vide
qu'elle venoit de faire ; ce fut en vain que
sur le moment on essaya de l'extraire, elle

____

(1) Voyez une observation semblable dans Fabrice-
de-Hilden, observ. xvj.

étoit fortement retenue par les portions de l'os fracturé. On appliqua un appareil propre à arrêter une hémorragie qui parut assez forte pour dispenser de la saignée.

Le 30 , le malade avoit souffert, il étoit assoupi, le pouls étoit fréquent, sans être dur ni plein ; le même jour, mon collégue *Rey* mit le crâne à découvert par une incision en T , et sortit, avec des pinces à bec-de-corbin et des élevatoires, la balle et le fragment de la table externe enfoncée.

Le 2 juin, l'œil droit étoit douloureux, la vue moins nette, la position du corps sur le côté gauche, presque constante ; l'assoupissement léger, le pouls déprimé, lent, inégal. Le 4 , je sortis de la plaie la table interne de l'os qui, déprimée sur la dure-mère, à quatre lignes de profondeur, pressoit directement sur cette membrane, et j'arrosai de baume de *Fioraventi*, le bourdonnet que je plaçai sur elle. Le soir, il eut des mouvemens convulsifs très-violens pendant près d'une heure et demie.

Le 5 la tête étoit encore embarrassée , le pouls dur , grand et fort, la douleur fixée au-dessus des yeux : j'ordonnai une forte saignée et quatre grains de tartre de *Lemery* en lavage : ce médicament produisit quelques évacuations ; le soir, l'état étant le même, on réitéra la saignée : le pouls fut plus souple, la tête moins douloureuse : le 6, le mieux se soutint : le 7, le pouls étoit plus dur, plus fréquent : le 8, la plaie était en bon état, la dure-mère paroissoit disposée à s'exfolier : le 9, il y eut délire dans la nuit : le 10, assoupissement, position du corps sur le côté gauche, langue sèche, pouls dur, inégal, fréquent, enflure de la parotide droite et de tout le côté droit de la tête et du cou, tremblement de tout le corps : le 11, dans la nuit, le malade eut de fortes convulsions avec soubresaut des tendons, son pouls devint tremblotant : il mourut le 12, 14.ᵉ jour de sa blessure.

A l'ouvertue du cadavre nous trouvâmes que la balle n'avoit fait que son trou dans l'os, et que la fracture ne se prolongeoit point en éclat ; la table interne manquoit dans une plus grande étendue que l'externe, et quelques-uns de ses débris reposoient encore sur la dure-mère, au-delà de l'ouverture de l'os ; cette membrane n'étoit point enflammée ; on la sentoit tendue et immédiatement appliquée sur le cerveau. Vis-à-vis l'ouverture du crâne elle présentoit une escarre ovalaire de l'étendue d'un écu de six livres, dure, épaisse, et qui paroissoit être l'effet de la contusion exercée, soit par la balle, soit par les débris osseux qu'elle avoit poussé devant elle. Le reste de sa surface n'étoit que très-légérement phlogosé ; sous elle l'arachnoïde et la pie-mère étoient rouges, engorgées, et paroissoient avoir été le siége principal de l'inflammation. Entre elles et la dure - mère étoit un épanchement de sang léger ; le cerveau étoit réduit en pulpe rougeâtre, dans le point correspondant à l'escarre de la dure-mère, à une profondeur de cinq ou six lignes seulement ; les autres parties de cet organe n'offroient rien de particulier.

OBSERVATION XXV.

Fracture du pariétal , méconnue et guérie malgré des accidens primitifs et consécutifs très-graves.

Mademoiselle ***, fille de M. Prat, négociant, fit à l'âge de 17 mois une chute de douze pieds de haut : elle tomba sur la tête, resta un quart d'heure évanouie, et ne perdit de sang que par une très-petite plaie au front, qui se ferma promptement, et qui parut être le seul résultat visible de ce grave accident; le lendemain la paupière gauche parut très-enflée, elle se couvrit d'une large écchymose; le côté gauche du corps fut frappé de paralysie, et le droit agité de fréquens mouvemens convulsifs. Trois jours après, la tuméfaction et l'écchymose de l'œil se dissipèrent sous l'application des cataplasmes de roses. Le 7.ᵉ jour la paralysie céda également; mais une espèce d'affaissement accabla la malade pendant environ vingt jours, et elle resta un an sans parler : aujourd'hui même, âgée de dix ans, elle éprouve quelques difficultés à prononcer certains mots, et elle offre, sur la partie moyenne et antérieure du pariétal droit, près la suture sagittale et coronale, une dépression d'un pouce de long sur trois lignes de largeur avec écartement des pièces osseuses, de manière à voir et sentir tous les mouvemens du cerveau.

OBSERVATION

OBSERVATION XXVI.

Fracture avec enfoncement du pariétal droit. Guérison. Paralysie du bras gauche. Défaillance et convulsions périodiques.

Claude MARIN, âgé de 53 ans, charpentier, fut blessé sur le pariétal droit , dans le cours du mois d'août 1797 , par une pierre du poids de quinze livres tombant d'un premier étage fort élevé : il fut renversé et perdit connoissance pendant demi-heure; le chirurgien qui fut appelé fit l'extraction de douze petites esquilles , et conduisit , par un traitement méthodique , la plaie à cicatrice ; mais cette guérison ne fut qu'incomplète, car Claude Marin conserva de violentes douleurs de tête , et une paralysie du bras gauche , qui s'accompagnoit tous les mois de défaillance avec perte de connoissance et mouvemens convulsifs, quelquefois dans le membre paralysé seulement , d'autres fois dans toute la partie droite du corps : il y avoit plus d'un an qu'il étoit dans cet état, lorsqu'il vint me consulter à l'Hôtel-Dieu, le 3 septembre 1798 : je trouvai au-dessus de la bosse pariétale droite , un enfoncement qui se prolongeoit d'arrière en avant, et de dedans en dehors, ayant deux pouces de longueur sur onze lignes de largeur et autant de profondeur, figurant une ellipse irréguliere , dont le bord étoit tranchant, et dans le fond duquel on appercevoit les battemens du cerveau. Cet homme ne put rester à l'hôpital pour suivre le traitement que pouvoit nécessiter son état. Je n'en ai point entendu parler depuis.

OBSERVATION XXVII.

Fracture avec enfoncement du pariétal gauche. Guérison.

Jeanne JOSSIBAUD , âgée de 11 ans, tomba sur la tête par une fenêtre d'un deuxième étage , le 19 mars 1797. Le pariétal gauche fut fracturé près son bord antérieur ; la fracture triangulaire , et avec enfoncement , avoit environ un pouce d'étendue de l'un à l'autre de ses angles. La dépression de la pièce fracturée n'étoit pas égale sur tous ses points; elle étoit moins sensible d'arrière en avant; les tégumens conservés dans leur intégrité, présentoient au-dessous d'eux une fluctuation

marquée qui s'étendoit depuis le siége de la
fracture jusque vers l'angle supérieur et postérieur du pariétal ; la jeune malade perdit
un peu de sang par l'oreille droite, et resta sans
connoissance ; ces accidens se soutinrent toute
la journée, et cesserent le lendemain spontanément ; depuis lors aucun symptôme fâcheux
ne survint ; la malade conserva seulement un
léger tiraillement de la commissure droite des
lèvres en dehors, avec difficulté de mouvoir
la mâchoire inférieure, d'où naissoit une
espèce de gêne dans l'articulation de certains
sons. Les accidens se dissipèrent par degrés,
sous l'emploi des cataplasmes émolliens, saupoudrés de sel ammoniac, des bains de jambes, des vulnéraires en infusion, des boissons tempérantes, de quelques légers purgatifs. On reconnut beaucoup mieux la fracture quand tout le sang épanché sous les
tégumens se fut complétement résout ; mais
l'os sembla se relever par degrés, et quand
le jeune malade sortit de l'hôpital, le 3o
avril suivant, la dépression étoit beaucoup
moins sensible, et tout faisoit espérer qu'elle
disparoîtroit avec le temps.

OBSERVATION XXVIII.

Grande fracture du crâne guérie sans accidens.

Pauline NOMMET, âgée de 28 ans, fut apportée à l'hospice de l'Observance, le 23 septembre 1793; un éclat de bombe lui avoit fait une grande plaie au sommet de la tête, avec une fracture presque parallèle à la suture sagittale; j'incisai largement pour la mettre à découvert; mais n'ayant pu en découvrir le terme, je me contentai de cette opération préliminaire, décidé à régler ma conduite sur les accidens qui pourroient survenir; je les attendis vainement : la jeune malade revint bientôt de l'espèce de stupeur où elle étoit, et j'eus seulement à ouvrir un petit dépôt qui se forma quelques jours après à la racine du nez, et que je crus correspondre au terme de la fracture; mais contre mon attente, je ne trouvai pas même l'os dénudé. La suppuration s'établit dans toutes les plaies, il n'y eut pas un seul instant de fièvre; la langue fut toujours belle, les chairs s'élevérent sur l'os et à

travers la fracture ; enfin , cette jeune malade guérit parfaitement.

OBSERVATION XXIX.

*Fracture du pariétal avec enfoncement. Ex-
traction de la pièce enfoncée. Hernie du
cerveau ; sa ligature. Mort.*

Gele ORBY, maçon, âgé de 18 ans, reçut
sur le côté gauche de la tête, une pierre qui
tombée d'une hauteur de 30 pieds, fit au pariétal une fracture avec enfoncement des pièces osseuses ; le malade tomba sous le coup, et
perdit connoissance à diverses reprises. Un
chirurgien de Neuville fit l'extraction des pièces enfoncées , arrêta l'hémorragie, qui étoit
très - abondante , et le saigna deux fois. Le
malade apporté à l'hospice, le 21 juin 1798,
trois jours après la blessure , je trouvai dans
le centre de la plaie une tumeur formée par
le cerveau , faisant hernie et occupant la
largeur de l'ouverture faite au pariétal. Le 5,
elle avoit acquis un volume plus considérable, et s'accompagnoit de battemens très-
sensibles ; je la cernai avec une bandelette
de linge fin, que j'eus soin de nouer, en

la serrant un peu ; préférant ainsi la ligature à l'excision , qui , dans ce cas , donne souvent lieu à des hémorragies dangereuses. J'enveloppai la tumeur de linges trempés dans le baume de *Fioraventi* , et je tins dilatée la plaie des parties molles , par de petits bourdonnets enduits d'onguent rosat. Les accidens dont s'accompagnoit cette blessure, étoient une douleur gravative dans toute la tête, et par fois aiguë dans la plaie ; assoupissement continuel , yeux ternes, pupilles dilatées, langue blanche dans son milieu , rouge et ulcérée sur ses bords ; douleurs aux épaules et au bras gauche ; paralysie commençante à cette extrémité ; le pouls étoit grand , un peu dur , ses pulsations irrégulières, mais sans beaucoup de précipitation ; la fièvre étoit continue , avec redoublement le soir , perte de connoissance et légers mouvemens convulsifs plusieurs fois le jour. Cet état se soutint jusqu'au 29 juin ; ce même jour, il mourut, présentant tous les signes d'une inflammation du cerveau , terminée par suppuration. Le champignon fongeux , étranglé chaque jour par la bandelette , étoit tombé deux jours auparavant.

OBSERVATION XXX.

Fracture avec enfoncement du pariétal. Lésion de la dure-mère et du cerveau. Epanchement de sang. Issue d'une portion du cerveau. Mort.

Claude BUISSELON, tailleur de pierres, de Saint - Didier - au - Mont - d'Or, âgé de 22 ans, d'un tempérament sanguin, fut frappé sur la tête, par une pierre volumineuse, tombée d'une hauteur de 20 pieds, le 5 octobre 1792 ; il fut renversé sans connoissance, perdit du sang par le nez, par les oreilles, et ne revint à lui qu'àprès quelques heures. Transporté à l'Hôtel - Dieu, le lendemain, il étoit constamment assoupi, son pouls étoit fort, dur, serré; une copieuse saignée fut faite, la plaie fut pansée avec la charpie sèche et recouverte d'un cataplasme émollient.

Le 7, nous examinâmes la plaie, elle étoit située à la partie postérieure et droite de la tête; un lambeau épais s'en détachoit dans une direction presque perpendiculaire, et l'on sentoit dans son fond quelques pièces osseuses, mobiles et enfoncées. Mon collégue *Rey*,

ayant aggrandi la plaie par plusieurs incisions, s'aperçut que plusieurs grosses pièces
du pariétal étoient enfoncées sous le crâne;
les pinces suffirent à leur extraction, qui produisit un vide pareil à celui que l'on eût
obtenu par l'application des deux plus larges
couronnes de trépan : il sortit un peu de sang
épanché ; la dure-mère étoit déchirée , et
donnoit issue à quelques petites portions du
cerveau : la plaie fut pansée avec la charpie sèche; le pouls qui étoit dur, sec et
plein, acquit plus de souplesse dans la matinée; une sueur légère s'établit, et le malade
passa une assez bonne journée, toujours couché sur le côté gauche (moins par choix
que par la situation de la plaie à droite);
il étoit presque constamment assoupi , mais
se réveilloit avec la plus grande facilité : la
diète fut sévère, et la tisane émulsionnée,
donnée pour toute boisson. Le 8, on leva l'appareil ; la dure-mère immobile et soulevée
dans un de ses points, fut incisée crucialement,
cette opération facilita l'issue d'une nouvelle
quantité de sang fluide épanché ; le malade
passa la journée du 9 assez bien, ainsi que la
nuit : le cerveau élevé à travers l'incision de
la dure-mère fut recouvert de plumaceaux

trempés dans le baume de *Fioraventi*. Le 10,
la saillie du cerveau étoit encore plus considérable et ses battemens moins sensibles ;
le malade se plaignoit, le soir, que son
appareil étoit trop serré ; ce que je regardai
comme l'effet de l'engorgement et de l'inflammation des parties internes, qui, occupant plus d'espace, devoient, en effet
produire la sensation d'un étranglement. Le
pouls, quoique assez fort, n'avoit rien de dur
ni d'inégal ; tout le côté droit du corps était
agité de mouvemens convulsifs légers, qui
devenoient plus rapprochés que la veille ; ils
le furent encore davantage dans le cours de
la nuit ; sur les quatre heures du matin, le
malade se mit à crier avec force : Mon Dieu !
je deviens fou. Alors il s'agita brusquement,
et se roulant sur le côté droit de la tête, il
détacha et broya la portion sortie du cerveau,
qui avoit acquis trois fois son premier volume ; depuis la veille il ne parloit plus, il
étoit sans connoissance ; la respiration étoit
stertoreuse et sifflante ; son pouls dur, fort
et assez régulier. Il mourut à cinq heures et
demie du matin.

Nous ouvrîmes son cadavre le même soir,
et nous trouvâmes que la fracture gagnant

les parties latérales inférieures de l'occipital, partageoit le sinus latéral droit, le
golfe de la jugulaire et la base de l'apophyse
pierreuse qui se trouvoit mobile, et presque
totalement détachée ; un peu de sang étoit
épanché sur la dure-mère et sous le lobe antérieur de l'hémisphère droit du cerveau ; la
portion de ce viscère qui avoit été blessée,
appartenoit au lobe postérieur, et faisoit
saillie à travers la plaie de la dure-mère qui
étoit flétrie et boursouflée ; toute la masse cérébrale dont le volume paroissoit augmenté,
se trouvoit comme étranglée par la dure-
mère ; elle étoit bleuâtre, sur-tout dans les
corps cannelés et les couches des nerfs optiques.

La surface médullaire elle-même offroit
en quelques points cette teinte bleuâtre ;
le cervelet n'étoit pas malade, mais sa substance, et en général toute celle du cerveau,
paroissoit plus molle : on n'ouvrit point la
cavité de la poitrine ni celle du ventre.

OBSERVATION XXXI.

*Fracture avec enfoncement à la partie posté-
rieure de la tête. Extraction des os enfoncés.
Epanchement de sang. Inflammation consécutive. Mort.*

Claire PERROTON, âgée de 7 ans, tomba,
le 17 mai, d'un 1.ᵉʳ étage ; quoique fortement étourdie, elle ne perdit pas connoissance, mais resta profondément assoupie.
Il y avoit à la partie postérieure et latérale
droite de la tête une plaie de forme cruciale,
dans le fond de laquelle on sentoit les os
profondément enfoncés dans une largeur de
plus d'un pouce. A l'aide de la feuille de
myrthe et des pinces en bec de canne, il fut
possible d'en enlever tous les fragmens , ce
qui facilita la sortie de beaucoup de sang
épanché sur la dure-mère. La malade avoit
été mise dans une peau de mouton, et paroissoit avoir repris sa chaleur, mais l'assoupissement étoit le même. Lorsqu'elle ouvroit les
yeux pour répondre aux questions qu'on lui
faisoit, elle les fermoit presque aussitôt. Cet
état se soutint jusqu'au 20 avec des agitations

plus marquées la nuit, des cris et des mouvemens convulsifs dans les lèvres : les boissons
tempérantes , l'immersion des jambes dans
l'eau, les lavemens laxatifs , les sangsues au
cou, furent successivement employés, et
produisirent peu d'amendement. On leva
l'appareil le 20 , la dure-mère était grisâtre
et d'une teinte bleue dans quelques points;
elle excédoit de trois lignes le niveau des os;
M. *Rey* ouvrit cette membrane par une incision cruciale : il ne sortit rien de dessous elle,
mais on aperçut le cerveau qui déjà faisoit
saillie au dehors, et qui étoit blessé dans le
point correspondant : le soir, la malade se
trouva mieux.

Le 21 , le cerveau était plus élevé que la
veille , mais l'assoupissement étoit moindre , les lèvres conservoient encore quelque
chose de la rapidité de leurs mouvemens.
Le 26 , la fongosité du cerveau suppuroit ,
et paroissoit disposée à se flétrir ; on la
recouvrit d'onguent styrax , animé avec le
baume de *Fioraventi* , et saupoudrée de sabine ; les chairs voisines étoient belles ,
les os se couvroient de bourgeons charnus , les accidens disparoissoient chaque
jour. Le 29 , la fongosité avoit diminué

de moitié, mais la suppuration étoit un peu séreuse; il y eut du délire toute la nuit du 2 juin, et des agitations violentes; la position du corps, sur le côté gauche, étoit constante, les yeux étoient fermés, et ne pouvoient s'ouvrir à la lumière. Le 5, la malade étoit moins agitée, mais plus accablée : elle mourut le jour suivant.

Son cadavre présenta une fracture sans éclat à la fosse occipitale droite, passant sur la gouttière du sinus latéral droit, et ne faisant qu'un trou sans se prolonger sur l'os, la dure-mère étoit noire et gangrenée dans le point correspondant; sous elle et sur toute la base du crâne, il existoit une grande quantité de sérosité puriforme; le lobe postérieur droit du cerveau étoit ulcéré profondément dans sa substance, jusqu'au voisinage de la partie postérieure du ventricule latéral; le cervelet offroit supérieurement et à sa base, un point altéré; enfin, le sinus latéral droit, sans être ouvert, étoit enveloppé du bord frangé de la dure-mère; sa cavité avoit diminué, et le sang caillé qu'il contenoit, paroissoit n'y avoir pas circulé depuis long-temps; la dure-mère étoit décollée dans toute l'étendue des deux fosses occipitales inférieures, et le vide qu'elle y laissoit, paroissoit avoir été le siége d'un épanchement sanguin.

OBSERVATION XXXII.

Commotion violente , et Fracture du rocher. Espoir de guérison. Cause de mort dans la poitrine.

Alexandre FÉLIX, âgé de 45 ans, tomba par ses escaliers, le 29 Septembre 1794; il fut apporté à l'hôpital, le soir, sans connoissance, sans mouvemens, sans chaleur; le sang sortoit par le nez et l'oreille droite, et la clavicule du même côté étoit fracturée. Le chirurgien, chargé du premier pansement, avoit appliqué à ce dernier accident l'appareil de *Dessaut* avec assez de méthode, pour que le lendemain, quand je vis le malade, je ne crusse pas devoir le déranger. La connoissance n'étoit point revenue; je le fis saigner au bras; la tête fut rasée, recouverte d'un cataplasme, et je donnai en boisson et en lavemens, les huileux unis aux vulnéraires. Le 9 l'assoupissement persistoit; un large vésicatoire dont je fis recouvrir la tête, produisit un mieux qu'augmenta encore le jour suivant l'administration d'une demi-once de sel d'epsom étendu dans une chopine d'eau, avec deux grains de tartre stibié ; ce médicament le fit vomir et l'évacua beaucoup par le bas. Le 11, je répétai le même remède auquel je fis seulement ajouter un grain de tartre : il ne produisit que quelques selles : ne croyant pas avoir besoin d'une longue suppuration, je ne fis pas entretenir le vésicatoire, et je prescrivis, avec le régime, les boissons émulsionnées et les huileux. Le 14, et le 15, il sortit encore un peu de sang par l'oreille ; il y eut plus de disposition au sommeil, de la chaleur à la peau, et de la fièvre : une tumeur légère s'éleva au-dessus de l'oreille droite ; je fis faire une saignée au bras et recouvrir toute la tête d'un cataplasme. Cet état fut le même jusqu'au 18, jour où une troisième saignée fut faite au pied, et suivie d'une nouvelle dose de sel d'epsom, uni au tartre stibié ; la tumeur s'étoit ramollie. Le 20, le petit-lait nitré fut associé aux autres boissons : le même jour, quelques soubresauts dans les tendons me déterminèrent à appliquer les vésicatoires aux jambes. Le 23, la tête étoit libre. Le 26, le pouls étoit meilleur et régulier; mais le 27 , une toux et des crachats abondans , fatiguèrent le malade ; des infu-sions béchiques et l'usage de looks blancs, diminuèrent ces nouveaux symptômes : mais comme il y avoit un peu de délire , je me déterminai à appliquer , le 28 octobre , un second vésicatoire sur la tête , dans l'espoir que ce moyen déjà heureux dans le principe, et qui peut - être avoit donné à la maladie sa marche lente et chronique , pourroit en-core être employé avec quelque avantage; je le laissai appliqué pendant soixante heures pour prolonger l'irritation que j'en attendois. Le 7 novembre le malade reprit connoissance, son pouls étoit plus égal , plus souple , sa langue moins sèche ; mais cet état ne se sou-tint pas, de larges escarres aux fesses causoient une vive douleur , et s'accompagnoient d'une abondante suppuration ; l'amaigrissement de-vint considérable , la foiblesse et la fièvre ne purent être combattues par l'association du quinquina aux bouillons pectoraux, et le 15 du même mois, le malade succomba sans angoisses et sans agitation.

A l'ouverture du cadavre, je trouvai le cerveau sain, mais le rocher du côté droit offroit une fracture transversale qui divisoit

également

également la portion mastoïdienne du temporal, et par laquelle s'étoit, sans doute, écoulé le sang qui avoit flué par l'oreille; on en voyoit encore quelques gouttes sur la dure - mère, qui tapissoit cette portion du crâne; cette membrane ne présentoit nul signe d'altération.

En ouvrant la poitrine, je trouvai du pus et du sang épanchés dans cette cavité : cet épanchement paroissoit dû à une plaie qu'avoit faite à la plèvre la fracture de trois côtes que n'avoit point aperçue le chirurgien qui réduisit celle de la clavicule, et qui, en plaçant un coussin épais, et un bandage compressif sur des parties fracturées, peu capables de soutenir un tel effort, avoit obligé les fragmens à se porter en dedans, à déchirer les muscles intercostaux et la plèvre, et donné lieu, sans doute, aux accidens qui avoient fait périr le malade.

R

OBSERVATION XXXIII.

Plaie contuse avec fêlure de l'occipital. Accidens primitifs et consécutifs. Mort. Escarre sur la dure-mère.

Pierre Guy, affaneur, âgé de 32 ans, fut frappé d'un caillou, sur l'occiput, dans une rixe, le 22 mars 1798; il tomba sous le coup, et resta sans connoissance; revenu presqu'aussitôt à lui, il se dirigea, à pied, vers l'hôpital; il perdit beaucoup de sang par la plaie. Saigné le même soir et le lendemain, mis au régime qu'exigeoit sa situation, aucun accident ne se développa, et le blessé ne se plaignoit que d'un léger assoupissement, et d'une foible douleur de tête. Le 27, il étoit bien; l'occiput dénudé au-dessous de la protubérance externe, paroissoit blanc et légérement fendu dans sa partie moyenne. Ce lieu n'étant point propre à permettre l'application du trépan, dont aucun accident d'ailleurs n'indiquoit la nécessité, je me contentai de tenir le malade à l'usage des pédiluves, des lavemens, des boissons mucilagineuses, etc. Quelques écarts de régime qu'il crut pou-

voir se permettre d'après le bien – être
qu'il avoit éprouvé jusqu'alors , déterminèrent au 14.ᵉ jour de sa blessure , de nouveaux accidens. La fièvre survint, l'ictère
parut , des sueurs continuelles couvrirent
le corps , la langue se sécha , le ventre se
tendit , des mouvemens convulsifs agitèrent
tous les membres, la maigreur fit des progrès
rapides , et le malade exténué par le développement successif de tous ces accidens, y
succomba le 16 avril , malgré l'emploi com-
biné des saignées, de l'émétique en lavage ,
des lavemens excitans , du petit – lait laxatif , etc.

A l'ouverture du cadavre , je trouvai que
la fêlure de l'occipital traversoit à peine l'é-
paisseur de cet os , et se bornoit à l'étendue
d'une dixaine de lignes ; la dure-mère qui
recouvre les lobes du cervelet , étoit fortement contuse vis-à-vis le point frappé , et
présentoit une escarre noire et molle , que
n'avoit point encore détachée la suppuration :
le cerveau était sain dans toutes ses parties.

R 2

OBSERVATION XXXIV.

Plaie avec fêlure à la partie postérieure de la tête. Accidens primitifs et consécutifs. Mort. Dépôt dans la couche droite des nerfs optiques. Dépôt dans le côté droit de la poitrine.

Marie GARET, âgée de 20 ans, fut frappée, le 18 avril 1795, d'un coup de pierre à la partie droite et postérieure de la tête ; restée sans connoissance pendant un quart-d'heure, elle reprit ses sens, et lorsqu'elle fut transportée à l'hôpital, le lendemain, elle fut saignée au bras ; une incision prolongée dans la direction de la plaie, fit reconnoître la dénudation de l'os; mais sans apparence de fracture : le pansement fut simple, et le régime antiphlogistique. Le 23 avril, la malade qui avoit été assez bien jusqu'à ce jour, se plaignit d'une douleur de tête violente ; elle avoit beaucoup de fièvre : une seconde saignée de bras la soulagea. Le 24, il y eut des vomissemens bilieux, qui se continuèrent dans la nuit et le lendemain matin, sans tension ni douleur dans le ventre; la plaie

étoit cernée par un cercle érysipélateux assez
étendu : une once de sel d'epsom, et demi-
grain de tartre stibié, qu'elle prit dans une
chopine d'eau , l'évacuèrent par le bas. Le
25 , elle étoit mieux , la suppuration se
rétablissoit dans la plaie , l'érysipèle ne
faisoit pas de progrès : deux purgations ramenèrent l'appétit. Le 26 , l'empâtement
avoit presque complétement disparu , excepté dans la circonférence de la plaie ,
d'ailleurs peu douloureuse. Le nez parut un
peu rouge le 29, et fit craindre l'apparition d'une nouvelle fluxion érysipélateuse :
la fièvre se renouvela; la malade fut saignée
au bras, et purgée le lendemain. Le 30, les
envies de vomir qui avoient paru dans la
nuit, cessèrent : quelques lavemens purgatifs , et des bains de jambes , suspendirent
les accidens qui , se développant au 12.ᵉ
jour, inspiroient les plus grandes alarmes :
cet état de mieux se soutint jusqu'au 3 mai,
jour où la malade eut des douleurs de tête,
quelques instans de défaillance et un accès
de fièvre bien marqué. Une douleur qu'elle
avoit constamment ressentie dans l'œil droit,
devint plus forte; le régime le plus rafraî-
chissant , quelques grains de tartre stibié,

R 3

dans des boissons émulsionnées , n'amenèrent aucun changement favorable. Le 14
mai, une douleur se fit sentir dans l'hypo-
condre droit, à la partie antérieure des premières fausses côtes. Le 15 , elle étoit plus
aiguë , une tuméfaction douloureuse paroissoit au - dessus de la clavicule droite , avec
rougeur , empâtement , toux , envie de vomir , crachats épais et grisâtres. Le 16 , il se
joignit à cet état une douleur vive avec enflure au-dessus du genou droit , sans changement de couleur à la peau ; celle de l'hy-
pocondre parut moins forte. Le 17 , la malade étoit accablée, la fièvre étoit continue ,
la jambe droite enflée et douloureuse dans
toute sa longueur, l'oppression plus fatigante;
le dépôt au-dessus de la clavicule paroissoit
vouloir s'ouvrir; mais la nature ayant épuisé
toutes ses forces , et l'art tous ses moyens,
la malade mourut le 19 , trente - deuxième
jour de sa blessure.

A l'ouverture du cadavre , je trouvai une
fêlure presque insensible, et d'un pouce d'é-
tendue, dans la direction de la plaie, la dure-
mère légérement brunâtre à sa face externe,
le cerveau sain dans toutes ses parties , à
l'exception de la couche droite du nerf opti-

que, dans le centre de laquelle existoit un dépôt qui me fit reconnoître la cause de la douleur violente dont l'œil droit avoit été frappé ; le côté droit de la poitrine étoit rempli d'un pus sanieux, formant une espèce de gelée purulente entre le poumon et le diaphragme, et venant se faire jour au-dessus de l'extrémité sternale de la clavicule, dans la tumeur que nous y avions remarquée ; il fusoit ensuite le long des piliers du diaphragme, des muscles psoas, des parties latérales droites du bassin, le long des vaisseaux cruraux qu'il abandonnoit à leur partie moyenne, pour se porter plus en dehors sur l'articulation du genou, où il formoit un nouveau dépôt communiquant dans l'intérieur de l'articulation ; les cartilages paroissoient sains, mais les ligamens étoient rouges, plus épais, et comme fongueux ; cette fusée purulente se prolongeoit le long de la face externe de la jambe jusque sur le dos du pied.

OBSERVATION XXXV.

Fracture de la base du crâne. Accidens primitifs et consécutifs. Mort.

Vincent WIMPFER, âgé de 20 ans, fut

transporté à l'hôpital , le 28 février 1797.
La veille , sortant d'une auberge où il s'é-
toit enivré, il tomba par des escaliers, perdit connoissance , et ne revint à lui que le
soir un peu tard. Quoiqu'il eût perdu beaucoup de sang par le nez et par l'oreille
gauche , je ne trouvai ni plaie , ni empâtement marqué sur la tête ; il y avoit seulement plus de sensibilité à la région temporale , et paralysie de la paupière supérieure du même côté; l'iris se contractoit
librement, la commissure droite des lèvres
étoit portée en dehors, l'ouïe étoit très-dure
dans l'oreille gauche; l'assoupissement continuel, le pouls fort et plein : une saignée de
bras , les infusions vulnéraires emmiellées,
les huileux combinés avec la liqueur minérale d'Hoffman, et un lavement de casse,
furent prescrits sans succès, et répétés le
premier mars ; une troisième saignée fut
faite le même soir , et toute la tête recouverte d'un large vésicatoire; l'assoupissement
parut moindre. Le 2, la tête étoit libre,
l'œil gauche s'ouvroit mieux, et la commissure des lèvres revenoit à son état naturel ;
le vésicatoire , sans produire des phlictai-
nes sensibles , avoit excité l'exudation d'une

quantité considérable de sérosité, que je favorisai par l'application d'un cataplasme émollient, saupoudré de cantharides. Le 3, l'état comateux reparut, l'œil s'ouvrit moins, la commissure des lèvres étoit plus tendue à droite, l'ouïe plus dure; une ecchymose très-forte s'étendoit sur la paupière supérieure de l'œil droit; un minoratif très-doux, produisit quelques évacuations. Etant indisposé à cette époque, je ne pus continuer mes soins à ce malade; mais j'appris, quelque temps après, qu'il étoit mort le dixième jour de son accident, avec tous les symptômes d'un épanchement; que le crâne s'étoit trouvé fracturé à sa base sur la portion pierreuse de l'os temporal gauche, et que le cerveau fortement coutus, présentoit dans ce point, entre lui et la dure-mère, un léger épanchement de sang.

OBSERVATION XXXVI.

Plaie avec fracture du coronal, s'étendant jusqu'à la base du crâne. Mort.

Le 6 mai 1794, on apporta à l'hôpital, une femme âgée de 40 ans, qui étoit tombée

d'un second étage , entraînée par la chute
d'un balcon, sur lequel elle s'appuyoit : elle
avoit perdu connoissance , et rendu une
grande quantité de sang par le nez. Il y avoit
sur le côté droit du coronal une grande plaie
avec une fracture qui , bornée en haut par
la suture coronale , s'étendoit en bas sur la
paroi supérieure de l'orbite , avec grand
écartement des os ; je ne crus pas devoir
pratiquer l'opération du trépan dans une
circonstance semblable, redoutant les accidens d'une commotion générale , et ceux
d'une contusion violente dans les organes
de la poitrine , ayant reconnu la séparation
complète du cartilage de la seconde vraie-
côte du côté droit avec le sternum : je relevai les forces de la malade par les vulnéraires et les légers cordiaux , et me contentai de
lui faire tirer deux fois du sang au bras. La
plaie fut recouverte de cataplasmes émolliens , et j'administrai les huileux associés
aux calmans : l'assoupissement et autres accidens graves continuant avec la même intensité , elle mourut le huitième jour de sa
blessure.

A l'ouverture de son cadavre , je trouvai
que la fracture se prolongeoit en bas le long

de la paroi supérieure de l'orbite, à travers
la partie moyenne du sphénoïde et l'apo-
phise cunéiforme de l'occipital, de sorte
que la moitié droite du crâne étoit mobile
sur la gauche : il y avoit sur la dure-mère
une petite quantité de sang épanché. L'opération du trépan auroit été bien inutile
dans une fracture qui se prolongeant à la
base du crâne, étoit nécessairement mortelle, et dont l'étendue et la direction sembloient avoir été indiquées par une ecchymose considérable qui avoit paru sous le
menton, et à la partie antérieure du cou,
le 4.e jour de la blessure.

OBSERVATION XXXVII.

*Fracture avec enfoncement d'une portion de
l'os coronal, près la bosse frontale droite.
Guérison.*

Le fils de M. AURIOL, notaire à St-Sauveur,
âgé de 14 ans, fut frappé sur la partie antérieure de la tête, près la bosse coronale
droite, par une boule lancée avec force ; il
ne perdit point connoissance, et ce ne fut
qu'après avoir fait plus de quatre cents pas,

qu'il tomba brusquement , comme frappé d'une attaque d'épilepsie. Il reprenoit connoissance trois heures après l'accident, lorsque M. *Courbon* , chirurgien distingué , à Bourg – Argental , arriva ; trouvant les tégumens sains, et reconnoissant cependant une fracture avec enfoncement , il se décida à pratiquer de suite une incision cruciale assez étendue , et dénudant l'os de son périoste , il reconnut évidemment une fracture avec enfoncement , dont les pièces disposées en étoile , laissoient entre elles un écartement assez grand pour permettre la sortie d'une quantité considérable de sang épanché dans le crâne ; les accidens paraissant se calmer , la plaie fut pansée comme simple , le malade saigné au bras , mis à la diète et à l'usage d'une tisane d'orge acidulée avec la crême de tartre.

Le lendemain l'assoupissement étoit moindre , la plaie douloureuse , le pouls développé ; on répéta la saignée de bras , un lavement fut administré, et la même tisane continuée.

Le 3.ᶜ jour , à la levée du premier appareil, la suppuration commençoit à s'établir, et le blessé se trouvoit si bien , que M.

Courbon crut devoir faire une chirurgie ex-
pectante, dans l'espérance d'un succès dont
il avoit déjà recueilli plusieurs heureux exemples. Son attente ne fut point trompée, il ne
survint aucun accident remarquable, et le régime exact, les pansemens méthodiques,
amenèrent, après trois mois de soins, et
sans exfoliation sensible, la plaie à cicatrice; l'enfant a recouvré sa première santé,
et aujourd'hui il ne lui reste de cet accident, que le souvenir de la douleur, et une
légère difformité tenant à la dépression des
parties.

ARTICLE TROISIÈME.

DES FRACTURES DU CRANE,

TRAITÉES PAR LE TRÉPAN.

***

OBSERVATION XXXVIII.

*Fracture circulaire au coronal , avec enfon-
cement léger. Trépan. Mort.*

Jean Piéroux , âgé de 44 ans , fut blessé
à l'affaire de Dardilly, près Lyon, le 15 septembre 1793 , d'un coup de feu à la partie
supérieure et droite de la tête. Ayant mis
l'os à découvert par une incision , je découvris une fracture circulaire avec un enfoncement léger de la largeur de la balle. Le
malade fut saigné le même jour , et le lendemain , nous enlevâmes par une couronne
de trépan , toute la portion d'os contuse et
enfoncée : les boissons acidulées , quelques
laxatifs légers , les huileux à petites doses ,
le conduisirent sans accident jusqu'au 30. La

dure - mère qui avoit paru devoir tomber
en escarres, se couvrit de bourgeons charnus; tout annonçoit la terminaison la plus
heureuse, lorsque le 8 octobre la fièvre se
développa, prit d'abord le type intermittent pour devenir bientôt continue : le pus
devint séreux, la dure-mère noircit de nouveau, l'ictère se manifesta, l'assoupissement
eut lieu, le pouls devint petit, concentré, la
suppuration cessa, et la perte de connoissance précéda la mort, qui eut lieu le 9 du
même mois.

OBSERVATION XXXIX.

*Fracture du coronal avec enfoncement. Tré-
pan. Dépôt ouvert dans le cerveau. Emploi
de canules pour faciliter l'écoulement du
pus. Injections. Mort.*

Louis CHAURIN, juif, âgé de 11 ans, reçut,
le 12 août 1794, un coup de pierre à la partie
moyenne et supérieure du front; la petite
plaie qui en résulta fut pansée comme simple;
les accidens légers dont elle s'accompagna,
furent bientôt dissipés, et le jeune malade fut
bien jusqu'au 22 août; mais à cette époque

il tomba tout à coup dans l'assoupissement et dans une foiblesse voisine de la paralysie. Amené à l'hôpital, je reconnus pour cause de ces accidens, une fracture du coronal avec enfoncement. La portion d'os déprimée de la largeur d'un centime, etoit située au côté gauche de la ligne moyenne du front, et par conséquent du sinus longitudinal ; mise à découvert par une incision cruciale, j'appliquai une large couronne de trépan qui comprenoit une petite portion de l'os enfoncé, et je donnai issue à une assez grande quantité de sang épanché dans le diploé et sur la dure-mère ; cette membrane étoit soulevée, rouge, et fort épaisse ; je l'ouvris par une incision cruciale dont j'emportai les lambeaux, et favorisai encore l'issue d'une petite quantité de sang épanché ; j'appliquai l'appareil de manière que sa circonférence fut plus élevée que le centre, pour éviter la compression du bandage sur le cerveau ; j'enduisis les lèvres de la plaie avec l'onguent rosat, et fis recouvrir le tout d'un cataplasme émollient. L'assoupissement, la dureté et la fréquence du pouls continuèrent, ainsi que les vomissemens, et furent combattus par une saignée de bras, l'usage

du

du petit-lait nitré, du sirop de limon, des fomentations émollientes, et des boissons émulsionnées. L'appareil levé le 25, il sortit de dessous la dure-mère une assez grande quantité d'un pus noirâtre ; ayant voulu en reconnoître la source avec une sonde cannelée, je l'enfonçai à la pofondeur de deux pouces dans le lobe antérieur du cerveau ; le pus sortant plus facilement à mesure que je faisois pénétrer la sonde, je me déterminai, pour en faciliter l'issue, à agrandir l'ouverture avec un bistouri boutonné ; je fis ensuite, avec de l'eau tiède, une injection dans le foyer purulent, et je supprimai les topiques émolliens ; après cette opération, le malade parut moins assoupi ; il respira plus librement, le pouls acquit plus de mollesse, et perdit l'intermittence légère qu'il avoit auparavant. Le 26, le pus étoit plus épais, semblable à de la lie de vin ; j'en facilitai l'écoulement par quelques injections, et je plaçai une canule d'argent dans l'ouverture du cerveau ; on levoit fréquemment l'appareil, le pouls paroissoit toujours meilleur, et moins intermittent après chaque pansement. Le 27, l'assoupissement étoit continuel, la plaie belle, le pus d'un rouge-noir, chargé de débris assez gros de la substance médullaire ; tout le côté droit étoit paralysé, les yeux fermés, les paupières bouffies. Le 28, j'excisai toute la portion du cerveau qui débordoit la circonférence de l'ouverture du trépan, et s'opposoit à l'issue du pus ; mais il s'en éleva bientôt une nouvelle, et les accidens s'aggravant chaque jour, le jeune malade succomba le 29 août, 18.ᵉ jour de son accident. L'ouverture du cadavre fut impossible, ses parens l'ayant réservé pour les cérémonies d'usage parmi les Juifs.

OBSERVATION XL.

Ecartement de la suture temporale. Fracture de la portion écailleuse de l'os des tempes, à son union avec le rocher. Epanchement de sang. Trépan. Guérison.

François MOREL, domicilié à Condrieu, âgé de 38 ans, fortement constitué, d'un tempérament sanguin, tomba à la renverse par les escaliers d'une cave, le 28 juin 1801 : relevé sans connoissance, il ne revint à lui que trois quarts d'heure après l'accident, reconnut ceux qui l'entouroient, prononça

quelques mots , et retomba dans le même
état. Le sang s'écouloit par le nez et par
l'oreille gauche ; le pouls étoit déprimé, l'estomac soulevé par de fréquentes nausées. Arrivé à Condrieu, trente heures après l'accident, je trouvai le blessé enveloppé d'une
peau de mouton ; il jouissoit de toute sa
connoissance, sa chaleur étoit revenue; mais
son pouls étoit toujours petit et concentré ;
le sang couloit encore par l'oreille ; les tégumens qui recouvrent l'apophyse mastoïde
du même côté étoient empâtés, douloureux
au tact, et une ecchymose considérable, tachoit les paupières de l'œil gauche.

La tête rasée et reconnue saine dans toutes
les autres parties de son étendue , fut recouverte d'un grand cataplasme émollient , je fis
pratiquer une forte saignée de bras et j'administrai immédiatement après, deux grains
de tartre émétique en lavage. Ce médicament
produisit d'abondantes évacuations bilieuses; un lavement de séné, pris après quelques heures de repos, débarrassa complétement les gros intestins. La boisson de la nuit
fut de l'eau tiède, sucrée, battue avec de
l'huile d'amandes douces et l'eau de fleur
d'orange.

Le matin du premier juillet 1801, l'état du malade étoit peu changé : ayant cru reconnoître les signes d'un épanchement sanguin, suite d'une violente commotion, j'incisai crucialement jusqu'à l'os, au-dessus de l'apophyse mastoïde, les parties molles empâtées ; et, ayant découvert un écartement considérable de la suture temporale, je portai un levier sous la portion écailleuse de l'os temporal : je m'aperçus qu'elle étoit séparée du rocher, et tellement mobile, qu'il eût été possible de l'enlever sans beaucoup d'efforts. Cette circonstance, et le sang qui sortoit abondamment de l'intérieur du crâne, par l'écartement de la suture, rendant le trépan nécessaire, j'en appliquai une large couronne sur le pariétal, au-dessus de la suture. Cette voie nouvelle donna issue à plus de trois onces de sang épanché, conservé fluide, d'un aspect artériel, et parfaitement semblable à celui qui s'échappoit par l'oreille.

Le malade fut soulagé ; et quoiqu'il le fût encore davantage après l'application de l'appareil, je portai, en me retirant, le pronostic le plus fâcheux sur son état, ne présumant pas qu'une fracture presque à la base du crâne, aggravée par une commotion si violente, un épanchement considérable, et l'opération même du trépan, pût être conduite à guérison. François Morel y arriva cependant, grâces aux soins assidus de MM. *Guillemet* et *Mont - Blanc*, praticiens recommandables de Condrieu, qui m'avoient assisté lors de l'opération : il n'éprouva aucun accident remarquable pendant les deux mois qui s'écoulèrent avant cet heureux terme. L'exfoliation des os et de la dure-mère se fit sans efforts : la cicatrice devint solide ; et, ce qu'il eût été difficile de prévoir, le sens de l'ouie, dans cette oreille blessée, perdit peu de sa perfection.

OBSERVATION LXI.

Fracture du coronal avec enfoncement. Application du trépan. Accidens consécutifs. Signes d'une suppuration dans le ceveau. Mort.

Jean PERRET, âgé de 40 ans, d'un tempérament sanguin, très-robuste, étant au fond d'un puits, le 30 septembre 1791, reçut une pierre sur la tête, tomba sans connoissance, et perdit beaucoup de sang par la bouche, le nez, les yeux et les oreilles. Revenu à lui, deux heures après, il ne lui restoit qu'une pesanteur de tête et quelques vertiges dont il se plaignoit encore lorsqu'il fut transporté à l'Hôtel-Dieu le 3.ᵉ jour de l'accident. Je trouvai à la partie supérieure, moyenne et latérale gauche du vertex, une plaie d'un pouce d'étendue, au fond de laquelle on apercevoit une fracture avec enfoncement du coronal : la pièce d'os déprimée d'environ quatre lignes, étoit de forme triangulaire, tout le reste de la tête étoit sain et sans douleur. Des cataplasmes émolliens, de la charpie interposée entre les lèvres de la plaie, et une diète sévère, conduisirent le malade sans accidens jusqu'au 7.ᵉ jour; mais le 9.ᵉ il se plaignit d'altération, de vives douleurs dans l'oreille gauche, et au-dessus du sourcil, et sur - tout d'une sensibilité dans l'œil du même côté, qui lui rendoit l'impression du grand jour insuportable : une diète plus sévère, quelques calmans, des pédiluves, et des lavemens émolliens, ramenèrent le calme.

Le 18, l'œil et l'oreille gauche étoient redevenus douloureux, les lèvres de la plaie pâles, la langue chargée, la bouche amère, la région épigastrique sensible, le pouls petit, serré, vîte du côté droit, plus plein et plus fort du côté gauche, la respiration pénible, la toux difficile et douloureuse : n'ayant obtenu qu'une légère rémission dans ces accidens, reconnoissant un empâtement au-dessous de la fracture, et pensant que le trépan pouvoit seul nous offrir une ressource, nous nous déterminâmes à son application ; elle fut faite le 22 par M. *Rey*, avec beaucoup de dextérité et de promptitude : une couronne de trépan appliquée à la partie inférieure de la fracture, suffit pour extraire la pièce d'os enfoncée, et huit ou dix petits fragmens détachés de la table interne, déprimés sur le point de la dure - mère correspondant à la pièce d'os enfoncée.

L'opération faite, le malade se plaignit beaucoup de la tête et de l'oreille ; mais le soir il se trouva mieux, et très-bien le jour suivant. Le 24, le premier appareil fut levé, les lambeaux étoient sans engorgement, recouverts d'une suppuration muqueuse, peu abondante : on retira encore une esquille très-petite, enfoncée dans la dure-mère, sur laquelle on plaça un sindon humecté de baume de *Fioraventi* ; le reste de la plaie fut pansé à sec , le malade ne se plaignoit que d'un assoupissement continuel.

Il fut très-agité le 26, et tiré de son assoupissement par une douleur très-vive dans l'œil gauche; le grand jour, le fatiguoit : la suppuration étoit plus abondante, la dure-mère fortement boursouflée. Le 27, un lavement produisit une selle copieuse, la nuit fut troublée par un léger délire. Le 28 au matin, la suppuration étoit fort belle, la dure-mère dans l'état de la veille ; le malade parloit avec difficulté, ouvroit l'œil gauche avec peine, restoit couché sur le côté droit, s'agitoit et se plaignoit sans désigner le siége de ses douleurs. Le soir la joue gauche étoit rouge et empâtée, la bouche se tordoit à droite, la langue paroissoit se replier du même côté ; elle étoit très-sèche et blanchâtre, le pouls plus fort, plus développé à gauche , plus foible, plus petit, moins fréquent à droite; la plaie rouge et sèche n'avoit point suppuré, le gonflement de la dure-mère avoit augmenté.

Le 29 au soir , après quelques vomissemens et deux ou trois évacuations procurées

par plusieurs lavemens , il se trouva mieux ,
parla avec plus de facilité, se coucha indifféremment dans toutes les positions, plus
particuliérement cependant sur le côté droit.

L'affaissement étoit plus grand le 30 ; il
restoit couché sur le côté droit, la bouche
étoit entraînée dans la même direction ;
chaque effort d'inspiration étoit plaintif, le
pouls dur, fréquent, convulsif; on sentoit
quelques soubresauts dans les tendons. Le 31,
les lèvres de la plaie étoient sèches et flétries,
la paupière supérieure de l'œil gauche œdémateuse et paralysée, les extrémités inférieures agitées par des mouvemens convulsifs : sur le soir le pouls fut plus petit, mais
très - fréquent, intermittent, tremblotant,
les soubresauts des tendons plus marqués,
la chaleur de la peau excessive, tout le corps
couvert d'une sueur abondante, et l'œil gauche larmoyant. La mort survint le 32.ᵉ jour.

L'ouverture du cadavre ne put être faite à
raison de la promptitude avec laquelle se
développa la putréfaction.

OBSERVATION XLII.

*Plaie du pariétal. Accidens consécutifs. Tré-
pan. Épanchement de pus. Mort.*

Claude Lapierre, âgé de 26 ans, vint à
l'hôpital le 19 avril 1795 , 6.ᵉ jour d'une
plaie de tête faite par un coup de sabre , qui,
dans une étendue de deux pouces, et parallèlement à la suture sagittale, avoit divisé la
partie supérieure et moyenne du pariétal
gauche. La commotion avoit été très - forte
dans le premier moment; mais tous les accidens qui en avoient été la suite , s'étoient
promptement dissipés : certain que le crâne
étoit divisé, je le mis à nu par une incision
cruciale de grandeur convenable : ayant reconnu que le coup avoit été porté perpendiculairement, et que la lèvre inférieure de la
division osseuse étoit enfoncée au-dessous du
niveau de la supérieure, de près de deux lignes, je crus le trépan nécessaire ; le malade
le refusa. La plaie fut pansée comme plaie
simple, et tout annonçoit les plus heureux
résultats , lorsqu'au 14.ᵉ jour, Lapierre fut
affecté d'une fièvre dont les retours , par

accès bien marqués , se firent à des intervalles inégaux ; la langue devint saburrale ,
et la tête douloureuse ; il fut saigné au bras.
Le 16 , quelques grains d'émétique l'évacuèrent plusieurs fois par le bas. Il passa une
nuit plus calme. Le 17 , la plaie des chairs
étoit sèche , et les bourgeons charnus élevés
dans celle de l'os , étoient flétris : le styrax
uni au digestif , et les cataplasmes émolliens ,
n'y rappelèrent point la suppuration ; la fièvre
fut continue, il y eut délire. Le 18 , son état
étant le même , la langue sèche , l'abattement
des forces extrême , je ruginai l'os et plaçai
une couronne de trépan qui porta également
sur l'une et l'autre lèvre osseuse. Il sortit
pendant l'operation beaucoup de sang du diploé , et de dedans le crâne : le lendemain
la dure-mère me parut tendue , je l'incisai le
jour suivant , mais sans effet salutaire : le malade ne fut point soulagé par une opération
qui ne pouvoit remédier aux effets de l'inflammation déjà fixée sur la membrane ; le
délire et la fièvre se soutinrent au même degré , et le 21.ᵉ jour la mort survint, précédée
par les soubresauts des tendons , la perte de
connoissance , et les convulsions dans tous
les membres.

A l'ouverture du cadavre, je trouvaï la dure-mère très-enflammée dans le point qui ré-pondoit à la plaie ; une grande quantité de pus épanché entre elle et la pie-mère, ad-héroit à la surface du cerveau. L'intérieur de cet organe n'offroit aucune trace d'un désor-dre apparent. La plaie de l'os ne s'étendoit pas sur sa seconde table, et il n'y avoit point de fracture.

OBSERVATION XLIII.

Fracture du pariétal. Enfoncement de la se-conde table de cet os. Application du trépan le 5.ᵉ jour. Mort.

Claude BAMBIN, âgé de 9 ans, frappé d'un coup de pierre sur la partie moyenne du pariétal droit, le 14 avril 1795, tomba sans connoissance, se releva, et put marcher jus-ques chez lui : assez bien, et presque sans fièvre, on ne lui donna que des boissons mu-cilagineuses et calmantes jusqu'au 18.ᵉ jour où il fut transporté à l'hôpital. A son arrivée, je découvris, par une incision cruciale, l'os que je sentois à nu, et je trouvai dans la partie moyenne du pariétal, une fracture de

la longueur d'un pouce, avec un enfoncement léger; les lèvres de la plaie furent te-
nues écartées avec des bourdonnets roulés
dans l'onguent rosat, et le soir du même
jour j'appliquai le trépan : la couronne fut
placée de manière que la fracture en occupoit le centre; je tombai dans un vide formé
par l'écartement des deux tables, ou plutôt
par l'enfoncement de la seconde, qui cependant n'étoit point mobile ni détachée de la
première; il y avoit beaucoup de sang épanché dans le diploé, je l'épongeai et enlevai
successivement les deux tables du pariétal :
la dure-mère me parut saine, mais assez fortement déprimée pour redouter l'affaissement
du cerveau. La nuit qui suivit cette opération fut bonne, et l'enfant ne fut saigné que
le lendemain 19; son pouls étoit un peu dur
et accéléré.

L'appareil fut levé le 21 ; la dure-mère,
grisâtre et boursouflée, s'étoit relevée jusqu'au
niveau du crâne : on y appliqua un plumaceau trempé dans le baume de *Fioraventi*.
Le 24, elle étoit moins tuméfiée et couverte
de bourgeons rougeâtres. La fièvre qui se
développa le 26, parut plus forte le 27 : la
langue étoit saburrale, la tête douloureuse.

la peau chaude : deux grains de tartre émétique dans une verrée d'émulsion firent vomir,
et produisirent, par les selles, plusieurs évacuations que suivit un mieux sensible ; la
fièvre disparut. Les mêmes accidens repa-
roissant le 28 , le même remède fut répété
le jour suivant , avec addition de vingt
grains de poudre *cornachine*. Les évacuations
furent très – copieuses, et un ver fut rejeté
par le vomissement. Le 30, il y avoit toux
âcre, sèche, fréquente, assoupissement, délire, mouvemens convulsifs irréguliers , la
langue étoit sèche : un vésicatoire à la nuque,
des boissons pectorales aiguisées par de petites doses de *kermès*, ne changèrent rien à
cet état ; les cris et les convulsions furent
plus fréquens. Le 1.er mai , la plaie étoit
sèche , noire , et la dure-mère réduite en escarres ; je l'incisai et donnai issue à une verrée d'une eau citrine , très-claire , sans odeur
particulière, et qui sortoit plus facilement lors
de l'introduction d'une sonde cannelée entre la dure-mère et le cerveau : l'enfant parut plus tranquille le soir , eut moins de convulsions, mais plus d'assoupissement ; il ne
connoissoit personne, se réveilloit en criant ;
la tête s'agitoit involontairement ; il mourut

le 2 mai , par suite de l'accroissement de tous ces accidens.

A l'ouverture du cadavre, il sortit encore beaucoup d'eau épanchée entre la dure-mère et le crâne ; la fracture ne s'étendoit pas au delà du point qu'avoit circonscrit la couronne du trépan ; la dure-mère étoit sphacelée dans une étendue beaucoup plus large; la pie-mère et la surface de la portion du lobe du cerveau correspondant à la fracture , étoient recouvertes de cet enduit muqueux et blanchâtre, tant de fois observé ; le reste du cerveau ne présentoit rien de particulier.

OBSERVATION XLIV.

Fracture du pariétal et du coronal. Application de deux couronnes de trépan. Lésion de l'artère meningée. Issue du sang épanché. Espoir de guérison. Mort.

Claudine CHICOT, âgée de 49 ans, en démence depuis une vingtaine d'années , fut apportée à l'hôpital le 18 novembre 1795 , ayant une plaie à la partie supérieure et droite de la tête , suite d'une chute faite à la renverse : les lévres de cette plaie étoient mâchées et fortement empâtées dans leur circonférence ; les paupières de l'œil droit et les tégumens recouvrant la racine du nez , étoient bouffis et ecchymosés ; on ne pouvoit suivre sur le front les traces de cette bouffissure : la malade étoit restée sans connoissance , et avoit perdu beaucoup de sang par la plaie ; mais elle étoit bien quand elle vint à l'hôpital. J'incisai crucialement sur la plaie, et découvris une fracture qui descendoit, en s'élargissant , jusques sur le bord orbitaire du coronal , et pour laquelle j'appliquai deux couronnes de trépan , l'une au-dessus de l'autre ; il sortit par la première beaucoup de sang fluide , et je vis la dure-mère couverte d'un sang noir, coagulé, adhérent à sa surface , et qu'il fallut enlever avec la spatule ; l'ouverture inférieure se trouva sur l'une des branches de l'artère meningée , qui ne put éviter d'être ouverte ; l'hémorragie fut peu abondante et assez facilement arrêtée ; la nuit suivante , le malade fut tranquille et sans fièvre. Le 7 , à la levée du premier appareil, je trouvai la dure-mère d'une couleur grise , mais sans engorgement ; on distinguoit moins les battemens

du

du cerveau; la suppuration s'établissoit dans les lèvres de la plaie, la malade en souffroit peu. Le 19, les chairs parurent un peu pâles, et la dure - mère affaissée laissa apercevoir un intervalle plus grand entre elle et le crâne, comme si le cerveau eut essuyé tout-à-coup une grande dépression : cet état n'existoit plus le jour suivant, les chairs avoient repris de la fraîcheur; la langue étant recouverte d'un limon jaunâtre, je prescrivis, le 14 et le 16, de doux minoratifs : la dure-mère s'exfolioit et se couvroit de bourgeons rougeâtres ; cette exfoliation fut complète le 24. La malade éprouvoit cependant toujours de la fièvre, elle avoit la langue sèche, de la chaleur à la peau, et une irritation dans le pouls que ne calmèrent point l'usage du petit-lait nitré ni les bouillons de poulet. La maigreur augmenta tous les jours, la suppuration devint séreuse, les chairs de la plaie s'affaissèrent, le cerveau se déprima, et la malade ayant conservé sa connoissance jusqu'au dernier moment, mourut le 24 décembre, 30.ᵉ jour de son accident.

T

OBSERVATION XLV.

*Fêlure légère avec enfoncement du pariétal,
suite d'un coup de feu. Trépan. Mort.*

Jacques GALET, âgé de 52 ans, fut blessé
aux avant-postes de la Croix-Rousse, le 13 septembre 1793, d'une balle qui fit à la partie
antérieure du pariétal droit, une légère fracture avec enfoncement; je la mis à découvert par une incision cruciale; mais, ne
voyant point d'accident, je renvoyai l'application du trépan à un instant plus urgent.
Le malade fut saigné le soir même, et mis
à une diète sévère : les premiers jours de
l'accident, la langue se couvrit d'une couche saburrale, la tête s'embarrassa, il parut
un peu d'assoupissement; les évacuans furent
inutiles. Le 28, j'appliquai deux couronnes
de trépan sur le lieu de la fracture, il ne
sortit rien de dessous la dure-mère, quoiqu'on l'eût incisée. Le lendemain, l'ictère
qui commençoit déjà à teindre la peau, parut plus foncé : il se manifesta un œdème
sur toute la face, et sur le muscle crotaphyte ; le malade, après avoir resté quel-

ques jours dans l'assoupissement le plus profond , mourut le 2 octobre , 19.º jour de sa
blessure.

OBSERVATION XLVI.

Fracture du pariétal, avec enfoncement. Tré-
pan. Accidens consécutifs. Mort.

Rose LÉPINE , âgée de vingt ans , bien
réglée , d'un tempérament sanguin , étant à
l'Hôtel-Dieu pour y être traitée d'une plaie
à la jambe , faite par un éclat de bombe , fut
blessée à la tête par l'éclat d'une nouvelle
bombe lancée avec cent autres, dans une
nuit , sur cet asyle de l'humanité. La plaie,
située presque transversalement à la partie
postérieure du pariétal gauche , laissoit voir
dans son fond une fracture avec enfoncement de quatre lignes dans sa plus grande
profondeur : c'étoit à une heure du matin,
le lundi , 26 août 1793; et quoique cet accident fût grave et méritât l'attention la plus
sérieuse , nous ne pûmes lui donner les soins
qu'exigeoit son état dans un moment où,
pour échapper au feu d'un ennemi cruel,
il falloit par une fuite précipitée, transpor-

ter à une grande distance le siége d'un des
plus beaux hôpitaux dont s'honore la France.
La plaie fut simplement pansée avec la char_
pie sèche, humectée d'eau végéto-minérale,
et l'on continua de l'arroser à froid plusieurs
fois dans la journée. La malade se plaignoit
d'une vive douleur de tête, de beaucoup
d'agitation et d'une constante propension au
sommeil. On lui fit le 27 une saignée de
bras ; le lendemain elle parut mieux ; les
jours suivans, les accidens étant les mêmes,
nous nous déterminâmes à appliquer le trépan:
le 2 septembre, cette opération fut faite par
mon collégue *Rey*, de manière que la couronne porta sur le rebord de l'os enfoncé ;
à l'aide d'un élévatoire nous fîmes l'extraction de plusieurs esquilles, dont quelques-
unes étoient profondément engagées sous
le crâne. Il n'y avoit point de sang épanché ; la dure - mère contuse, fut recouverte d'un sindon trempé dans le baume de
Fioraventi, les lambeaux furent écartés par
de la charpie, et le pansement fut fait à plat.
La malade fut agitée la nuit; l'appareil tomba
le 4, la vue parut alors troublée, l'ouïe difficile, le teint jaune, les joues colorées, le
pouls dur et fréquent, la langue limoneuse:

une once de casse, unie à deux grains de tartre de *Lémery*, produisit d'amples évacua- tions, puis un mieux sensible. Le 6, le laxatif fut répété, la dure-mère commençoit à se couvrir de bourgeons rouges et vermeils. Le 9, la sensibilité dans l'organe de la vue étoit devenue plus exquise, l'œil gauche restoit involontairement fermé, l'ouïe étoit très- dure, la langue saburrale, le pouls dur, fré- quent, la teinte jaune du visage plus foncée. L'abattement étoit extrême le 10 ; il y avoit prostration des forces, perte de connoissance, vomissement, les bourgeons charnus de la dure-mère, étoient larges, noirs, et plats, la suppuration séreuse et fétide, les lèvres de la plaie affaissées : le 11, la mort suivit l'accroissement de tous les accidens.

OBSERVATION XLVII.

Fracture du pariétal. Application de cinq couronnes de trépan. Sang épanché. Mort. Fausse articulation formée dans une clavi- cule anciennement fracturée.

Léonard PERRAULT, maçon, âgé de 29 ans, frappé par une pierre, le 26 novembre

1792, tomba sans connoissance , perdit une assez grande quantité de sang par l'oreille gauche, et rejeta par le vomissement tous les alimens qu'il avoit pris ; saigné sur-le-champ, il reprit ses sens, et lorsqu'il fut apporté à l'Hôtel-Dieu, le 27, le côté gauche du corps étoit agité de mouvemens convulsifs ; le côté droit, sur lequel il se couchoit de préférence, étoit paralysé , la respiration étoit stertoreuse , la bouche remplie d'écume, les yeux fermés et le pouls grand, plein, accéléré : la tête fut d'abord rasée , et couverte de cataplasmes émolliens. Le soir du 28, nous nous déterminâmes, mon collégue *Rey* et moi, à inciser sur les deux bosses pariétales, et le milieu de l'occipital qui présentoient trois points d'empâtement. Il sortit beaucoup de sang épanché sous les tégumens, mais le péricrâne ne nous parut point décollé, et rien n'indiqua une fracture.

Le 29 il y eut du mieux, le blessé ouvrit les yeux, but facilement, prononça quelques mots dont on ne put saisir le sens : redoutant quelque épanchement profond , et jugeant le trépan indispensable, nous en appliquâmes deux couronnes, l'une au devant de l'angle postérieur et supérieur du pariétal gauche, l'autre au devant de son angle postérieur et inférieur : elles mirent à découvert une masse de caillots épaissis, très-adhérens à la dure-mère, et que ne purent détacher les injections ; pour appliquer une troisième couronne, nous prolongeâmes en avant l'incision qui découvroit la bosse pariétale gauche, et nous reconnûmes une fracture qui coupoit cet os transversalement, et paroissoit se prolonger vers la base du crâne ; comme le pouls étoit alors très-foible, nous renvoyâmes au lendemain le reste de l'opération. La nuit fut tranquille, la respiration devint plus libre, le pouls se releva ; le blessé sortit de son lit pendant la nuit, et se soutint sur ses jambes. Le 30, il parla et répondit d'une manière plus sensée ; deux autres couronnes de trépan furent cependant jugées nécessaires et appliquées, l'une à la partie la plus déclive de la fracture, l'autre à sa partie la plus élevée : nous trouvâmes sous toutes les deux la même quantité de sang épanché ; mais ce fut en vain que nous tentâmes de le faire sortir ; son extrême adhérence à la dure-mère y mit obstacle : les injections ne réussirent pas mieux qu'un séton de linge promené légèrement d'une ouverture à l'autre et que nous laissâmes comme sindon ; les cordiaux furent employés pour relever les forces : le soir le pouls sans être plus fort, étoit plus fréquent et plus accéléré.

Le 1.er décembre, le malade remuoit le côté droit du corps, l'œil droit étoit plus ouvert, les membres agités, la peau chaude, la bouche sèche, la dure – mère soulevée remplissoit les trous formés par le trépan : en la déprimant avec une sonde, nous fîmes sortir une assez grande quantité de sang par l'ouverture la plus inférieure; ce qui nous détermina à l'application d'une cinquième couronne, à la partie la plus basse de la fracture, où paroissoit être le siége principal de l'épanchement. Quatre heures après cette dernière opération, par laquelle nous ne sortîmes que peu de sang, le blessé parut plus agité; il se couchoit cependant assez indifféremment sur le côté gauche, son pouls étoit fort, plus souple, la repiration plus libre. On continua les cordiaux. Le 3, les accidens augmentèrent, bientôt le malade ne parla plus, sa respiration étoit stertoreuse, son pouls grand, inégal de loin à loin, intermittent : ses yeux étoient fermés, sa peau étoit brûlante, son visage couvert de sueur. Il mourut dans la matinée.

A l'ouverture du cadavre je trouvai une frac
ture se prolongeant sur la portion écailleuse du
temporal et sur le bord antérieur du rocher,
jusqu'à l'apophyse cunéiforme ; tout le sang
qui paroissoit avoir été épanché dans la fosse
temporale étoit noir , coagulé sur la dure-
mère qui étoit plus épaisse que de coutume,
et peu adhérente au crâne ; sa face interne
offroit quelques points noirâtres et ecchymosés que l'on observoit également sur la pie-
mère : le cerveau étoit couvert d'un enduit
muqueux et purulent ; il n'avoit rien perdu
de sa consistance; mais, vis-à-vis de la portion écailleuse du temporal, il étoit comme
mâché dans une étendue de douze lignes,
sur une profondeur de six, ainsi que je l'avois
observé plusieurs fois à la suite de graves
contusions.

Cet homme avoit eu une fracture de la clavicule long-temps avant sa mort; elle ne
s'étoit point consolidée, mais il s'étoit formé
une articulation dans son milieu, et les deux
pièces étoient entourées d'une capsule qui
leur permettoit de jouer l'une sur l'autre (1).

____

(1) Cette pièce pathologique se trouve dans le nombre
de celles que M. Petit a léguées à la Société de Médecine
de Lyon.

OBSERVATION XLVIII.

Fracture du temporal avec enfoncement. Trépan. Mort.

Jean CARY, âgé de 67 ans, reçut, dans la nuit du 22 avril 1792, un coup de pied de cheval qui, après avoir décollé un lambeau des tégumens du crâne, lui fractura le temporal du côté gauche, et enfonça sur la dure-mère et dans le cerveau, plusieurs portions d'os détachées; il tomba sur-le-champ sans connoissance, et fut apporté dans le même état à l'Hôtel – Dieu, sur les dix heures du matin. Les paupières et la conjonctive de l'œil gauche étoient fortement écchymosées, le pouls étoit serré, dur, fréquent et intermittent à la 25.e ou 30.e pulsation; il respiroit avec peine, étoit peu agité, et paroissoit assez indifférent à toute espèce de position; le pouls ne présentoit point de différence dans les deux bras. A quatre heures du soir, l'état du malade étant encore le même, nous nous déterminâmes à appliquer sur le temporal, au - dessus de la fracture, une large couronne de trépan : pour rendre cette opération plus facile , M. *Rey* agrandit la plaie par deux incisions, l'une longitudinale, et l'autre transversale, divisant les fibres du muscle crotaphyte qu'avoit mâchées la contusion. La table externe de l'os fut trouvée séparée de l'interne , et le diploé très-infiltré de sang; nous crûmes devoir détacher cette seconde table avec les élévatoires et les pinces à bec-de-corbin qui servirent pareillement à retirer les pièces d'os enfoncées : il sortit beaucoup de sang fluide, épanché sur la dure - mère qui se trouvoit fort éloignée du crâne ; immédiatement après l'opération le malade parut moins fatigué, la respiration fut plus libre , son pouls devint plus mou , et moins fréquent ; mais sur les neuf heures du soir , il reprit encore plus de dureté et de fréquence que le matin, son intermittence seulement avoit disparu ; le malade respiroit avec peine, sa peau étoit brûlante et baignée de sueur; il passa la nuit dans cet état; le pouls baissa par degrés dans la matinée du second jour, les sueurs augmentèrent, et il mourut sur les deux heures de l'après midi.

Son cadavre ouvert le lendemain , nous fit voir beaucoup de sang épanché sur la dure-mère , dans l'endroit de la fracture , et une plus grande quantité entre cette membrane et le cerveau. Le lobe antérieur et gauche de ce viscère étoit presque réduit en une substance glutineuse , et pénétré par quelques parcelles osseuses , détachées du crâne. Toutes les veines qui rampoient sur la pie - mère étoient gorgées de sang ; il y en avoit d'épanché dans les diverses cavités du cerveau. Le plancher supérieur de l'orbite , une petite portion de l'apophyse orbitaire externe , et toute la portion écailleuse du temporal étoient fracturées.

OBSERVATION XLIX.

Fracture avec enfoncement d'une grande partie du coronal. Trépan. Guérison.

Antoine BARRAUD, âgé de 11 ans, reçut, le 2 novembre 1792, un coup de pied de cheval à la partie supérieure et moyenne du front : renversé sans connoissance , et transporté à l'Hôtel-Dieu , le coronal fut mis à découvert par une incision en forme de V, dont la base répondoit à sa partie la plus élevée ; cet os parut fracturé et enfoncé : M. *Rey* appliqua une couronne de trépan , et la pièce déprimée fut relevée. Pendant les deux premiers jours l'enfant fut constamment dans le délire ; le troisième il reprit connoissance. Le lambeau fait par l'incision , avoit été renversé sur la fontanelle , afin de mieux découvrir le lieu de la fracture et de l'application du trépan ; mais dans le cours des pansemens, lorsque la dure – mère se fut élevée au niveau des os recouverts, ainsi qu'elle, de bourgeons charnus , le lambeau fut remis dans sa position naturelle ; une douce compression en facilita l'adhérence , la plaie recouverte ainsi dans les cinq sixièmes de son étendue , se cicatrisa rapidement , et le jeune malade sortit guéri de l'Hôtel-Dieu , le 13 octobre suivant.

OBSERVATION L.

Fracture avec enfoncement d'une large pièce du coronal. Application du trépan. Guérison. Complication de petite-vérole.

Louis PESANAL, âgé de 7 ans, tomba d'un second étage, la tête sur le pavé, le 23 septembre 1791 ; il se fractura et s'enfonça dans cette chute, la partie moyenne et droite du coronal. Le sang sortit par le nez, les yeux, les oreilles ; lorsqu'il fut apporté à l'Hôtel-Dieu, il étoit sans connoissance et presque sans pouls : mon collègue *Rey* appliqua de suite sur les parties latérales de l'enfoncement une large couronne de trépan dont l'ouverture permit de conduire les leviers propres à relever le pièces d'os enfoncées. A peine l'opération fut-elle achevée, que l'enfant parut rendu au sentiment, et recouvra la faculté de se mouvoir ; les deux jours suivans, il resta presque continuellement assoupi ; il eut un peu de délire, et fut sans connoissance jusqu'au sixième jour ; ces accidens diminuèrent par degrés à mesure que l'inflammation de la dure-mère et du cerveau se dissipa ; la surface externe de la dure-mère s'exfolia, et se couvrit de bourgeons charnus qui bientôt se réunirent aux chairs de la plaie. Le malade alloit fort bien, et sortoit du lit depuis le 12.ᵉ jour de son accident, lorsqu'au 34.ᵉ, il prit la petite-vérole, la plaie n'étoit point encore guérie, mais aucun bouton ne parut dans ses environs : l'éruption fut des plus belles, et sa marche régulière. Louis

Pesanal sortit de l'Hôtel-Dieu, bien guéri, soixante-huit jours après son accident.

OBSERVATION LI.

Fracture avec enfoncement d'une portion de l'os coronal, faite par une roue de charrette. Trépan. Mort.

Claude BONISSARD, âgé de 49 ans, tomba, le 13 juin 1798, sous une voiture dont une roue lui passa sur le côté gauche de la tête, détacha les tégumens en lambeaux dans toute leur épaisseur, et fit au coronal une fente avec enfoncement, de 14 à 15 lignes de diamètre ; cet accident fit perdre entiérement la connoissance au malade, constamment assoupi; il vomit diverses matières parmi lesquelles parut un peu de sang. Apporté à l'Hôpital, je réappliquai le lambeau peu contus, avec la précaution d'exciser circulairement la portion sous laquelle existoit la fracture avec enfoncement; il n'y avoit pas à délibérer sur la nécessité de trépaner dans un cas de cette nature : je pratiquai cette opération sur-le-champ; l'impossibilité où je fus de fixer la pyramide sur la portion d'os déprimée, ne me permit pas de la comprendre entiérement dans la couronne que j'appliquai; il en resta donc un petit segment en dehors. La pièce osseuse fut à peine enlevée, qu'il sortit une assez grande quantité d'un sang noir; j'introduisis un sindon dans l'ouverture, sans toucher à la dure - mère, qui ne me parut point alté-rée; et je plaçai ensuite des bourdonnets épais dans toute la circonférence de la plaie, afin d'éviter la compression de l'appareil sur le cerveau, et faciliter l'examen des parties subjacentes aussitôt que les circonstances l'exi-geroient; une saignée de bras faite peu d'heu-res après l'opération, et répétée le lendemain, le pouls se développa, et diminua l'assou-pissement; mais ce mieux ne fut pas du-rable, et malgré les pédiluves sinapisés, les lavemens laxatifs, le petit-lait chargé de tamarins, etc., les accidens prirent plus d'intensité, et amenèrent la mort le 21 juin, 6.e jour de la blessure.

OBSERVATION

OBSERVATION LII.

*Fracture du pariétal avec grand écartement.
Esquilles enfoncées dans le cerveau. Trépan.
Fongosités du cerveau. Mort.*

Pierre BAUREGARD , âgé de 63 ans , por‑
tant du secours dans une maison embrasée
par le feu des bombes , le 25 août 1793 ,
tomba du cinquième étage sur le pavé, et
se fit une grande plaie transversale sur le
côté droit de la tête, deux travers de doigt
au ‑ dessus de l'oreille , divisant , dans la
même direction , le muscle crotaphite dans
toute son épaisseur : il perdit une grande
quantité de sang , et fut pansé , les premiers
jours , par un chirurgien qui négligea de
s'assurer de l'étendue de la blessure. Conduit
à l'hôpital des Deux - Amans , (*) le 2 sep‑
tembre , je le trouvai, à ma visite, dans un
grand affaissement ; il étoit assoupi , éprou‑
voit une vive douleur de tête , avoit le visage
abattu , la langue chargée d'un limon épais

____

(*) Ancien Monastère où l'on avoit transporté les
malades de l'Hôtel - Dieu , pendant les derniers temps du
Siège de Lyon.

V

et jaunâtre , le pouls dur et fréquent ; le pus
que fournissoit la plaie , étoit de bonne qualité , les chairs belles , et rien n'indiquoit
un désordre dans les parties dures. Le 4, une
demi-pinte d'eau chargée d'une once de sel
d'epsom, et trois grains de tartre de *Lemery*,
procura un léger vomissement , et quelques
selles copieuses : le malade se trouva mieux le
soir , il parut moins assoupi. Le même remède
fut répété le 6 avec égal succès. Le 8, portant la sonde dans un point où les chairs me
paroissoient très – molles , je reconnus une
fracture , je la mis à découvert en prolongeant la plaie par une incision jusque vers
l'apophyse orbitaire externe du coronal d'une
part , et de l'autre , vers le bord postérieur
du pariétal ; je fus obligé de lui donner une
forme cruciale pour m'assurer de toute l'étendue de la fracture ; elle étoit parallèle à la
plaie , et beaucoup plus longue qu'elle ; la
sonde cannelée s'engageoit entre les deux
pièces écartées , et à son aide on distinguoit
plusieurs fragmens osseux enfoncés profondément : une autre fente descendoit vers la
base du crâne, et annonçoit le prolongement
du désordre : pour n'être point incommodé
par le sang , j'écartai avec de la charpie ,

le lambeau des tégumens divisés, et renvoyai l'opération du trépan au lendemain.
J'appliquai deux couronnes, l'une en avant,
l'autre en arrière ; elles facilitèrent l'issue
de beaucoup de sang, et servirent à extraire une esquille pointue, enfoncée dans
le cerveau qui s'élevoit à travers les fentes
de la fracture ; la dure-mère étoit boursouflée, inégale et déchirée dans sa surface. Le malade parut se trouver mieux, la
douleur et l'assoupissement furent modérés ;
mais le 11, lorsque je levai l'appareil, le
cerveau s'échappoit en fongus par toute l'ouverture postérieure ; l'assoupissement étoit
plus marqué, et la bouche tournée à droite : le
beaume de *Fioraventi*, et la poudre de sabine,
n'empêchèrent point le développement de la
fongosité, elle conserva le même degré d'élé-
vation. Le 13, il existoit un délire léger,
accompagné de symptômes presque épileptiques. Le 14, le pouls étoit intermittent,
la plaie séche, affaissée, l'ouïe dure, la
prononciation difficile ; les mêmes accidens
épileptiques se répétèrent, furent suivis de
sueurs abondantes, de perte de connoissance ;
enfin, de la mort, qui survint le 16, 20.ᵉ
jour de la blessure.

OBSERVATION LIII.

Plaie contuse du coronal. Accidens consé-
cutifs. Trépan. Pus épanché sur la dure-
mère. Mort.

Un MILITAIRE, âgé de 25 ans, vint à
l'hôpital, le 1.er décembre 1795, six jours
après une chute de sa hauteur ; son état ne
présentoit rien de fâcheux : les topiques émolliens n'ayant point fait disparoître l'empâtement qui existoit aux environs de la plaie, au
fond de laquelle on sentoit à nu la partie
moyenne et droite du coronal, je découvris
cet os par une incision cruciale ; je n'y dis-
tinguai point de fracture. Le bon état du
malade se soutint jusqu'au 21, époque à
laquelle la fièvre parut avec force et continuité ; ne pouvant accuser l'influence des
saburres dans les premières voies, combattues avec succès par plusieurs remèdes évacuans, je soupçonnai quelqu'accident du
côté du cerveau, d'autant plus que les
lèvres de la plaie déjà gonflées, ne four-
nissoient depuis quelques jours, qu'une suppuration séreuse ; en conséquence, le 23,

je prolongeai l'incision cruciale, de manière
à mettre le crâne à nu dans une plus grande
étendue ; je découvris près de la suture
coronale, une espèce d'enfoncement triangulaire, indice d'une légère fracture : décidé à emporter ce point malade par une
couronne de trépan, je l'appliquai le lendemain 24 décembre ; cette opération procura la sortie de beaucoup de pus épanché
entre les os du crâne et la dure-mère : cette
membrane étoit boursouflée, quoique sans
tension remarquable. Le malade fut mieux
dans le jour, mais il eut, la nuit, par les lèvres de la plaie, une hémorragie qui con-
tribua beaucoup, sans doute, à l'ictère dont
tout son corps fut frappé le lendemain, et
peut-être à la mort, qui eut lieu le 26, suite
des progrès de tous les accidens insépara-
bles de l'épanchement purulent dans l'intérieur du crâne.

OBSERVATION LIV.

*Chute. Epanchement consécutif. Trépan. Mort.
Affaissement considérable du cerveau.*

Anne GUILLOT, âgée de 36 ans, ouvrière
en soie, tomba de sa hauteur, par des escaliers à noyau ; quoique étourdie de sa
chute, elle continua cependant ses occupations, passa une nuit assez tranquille, et ne
vint à l'Hôtel-Dieu que le lendemain, 2 avril
1791 : elle ne se plaignoit que d'une douleur
à la tête, au-dessus de l'œil droit, dont les
paupières étoient fortement ecchymosées ;
elle fut saignée au bras droit le matin, sans
éprouver un soulagement marqué ; elle perdit connoissance le soir, et eut des agitations très - fortes ; son pouls étoit petit,
mais fréquent : cet état dura toute la nuit,
malgré une seconde saignée, et persista le
3.e jour. Toute la tête ayant été rasée, je
trouvai dans la région temporale, un empâtement assez considérable, et une petite
tumeur sanguine qui en imposoit pour une
fracture avec enfoncement, par la mollesse
de son centre, et la dureté de sa circonfé-

rence. Mon collègue *Rey* mit le crâne à découvert par une incision cruciale; il parut sain : nous crûmes pouvoir attendre l'effet que produiroit cette incision , et le débridement du péricrâne , avant de nous décider à l'application du trépan ; mais les mêmes accidens et le même état du pouls ayant persisté jusqu'au soir , la malade se couchant toujours sur le côté droit , nous appliquâmes deux couronnes en avant et en arrière de la suture coronale. La première nous offrit la dure-mère saine ; mais la seconde nous la fit voir couverte d'un sang noirâtre , qui s'écouloit avec lenteur en s'échappant de dessous la partie postérieure de l'os : nous appliquâmes sur la dure - mère un sindon , et l'appareil fut assez peu serré pour ne pas s'opposer à l'issue du sang. La malade qui avoit paru fort agitée pendant l'opération, et qui prioit Dieu avec une vîtesse étonnante, fut plus tranquille après; elle se recoucha sur le côté droit , fut moins agitée la nuit, mais ne reprit pas connoissance. Le matin du 4.ᵉ jour, nous appliquâmes , avec aussi peu de succès, une troisième couronne de trépan à la partie postérieure du pariétal; la dure-mère fut incisée dans tous les points

V 4

où elle étoit à découvert ; le cerveau parut
déprimé sous elle et recouvert d'une légère
couche de sang ; l'état de la malade, ne subit
aucun changement ; elle se tint depuis, toujours couchee sur le dos , ses yeux étoient
baignés de larmes, et son pouls presque insensible : elle mourut sur les quatre heures
de l'après midi.

Son cadavre ouvert le lendemain, nous
présenta un affaissement considérable de la
masse cérébrale, et une substance muqueuse
jaunâtre, adhérente à la pie-mère qui avoit
éprouvé un commencement d'inflammation :
le cervelet étoit recouvert du même enduit
sur sa surface ; mais le cerveau paroissoit
parfaitement sain sous la pie-mère.

ARTICLE QUATRIÈME.

DES PLAIES CONTUSES

ET

DE LA COMMOTION DU CERVEAU.

OBSERVATION LV.

Coup de boule sur le vertex. Chute. Perte de connoissance. Fièvre au cinquième jour. Signes d'inflammation. Guérison.

Le fils Bourseret, d'Anse, près de Lyon, âgé de 16 ans, reçut, le 6 avril 1799, sur le sommet de la tête, un coup de boule lancée avec force : il tomba sans connoissance, se releva après un quart d'heure, et ne conserva qu'un mal de tête léger ; cette douleur augmentant chaque jour, s'accompagna bientôt d'une fièvre violente : le 11 avril, 5.ᵉ jour de son accident, sa langue étoit sèche, sa peau brûlante ; il éprouvoit des syncopes fréquentes ; la partie droite du cou

et de la mâchoire supérieure, étoit engorgée et douloureuse ; huit sangsues furent appliquées au cou : j'ordonnai un pédiluve
fortement chargé de moutarde , la tisane
émulsionnée avec la liqueur d'Hoffman , et
des fomentations avec l'oxicrat sur le front:
ces mêmes moyens furent continués le 12.
Le malade étoit mieux le matin du 13 ,
quoique la nuit eût été mauvaise et sans sommeil. Je prescrivis un lavement avec deux
onces de manne ; et deux heures après , un
grain de tartre stibié, uni à demi - once de
sel d'epsom : il vomit beaucoup de bile ,
sa tête fut soulagée , les syncopes furent plus
rares. La fièvre étant plus violente le soir,
j'ajoutai du nitre à sa tisane , et continuai
les bains. Le 14 , le lavement purgatif fut
répété : la fièvre , les douleurs de tête ayant
augmenté , je fis placer six sangsues aux
tempes ; le malade s'en trouva bien. Le soir,
on répéta l'émétique en lavage ; il produisit
plusieurs selles : la nuit fut bonne. Le 15,
le malade étoit mieux , il prit une tisane
d'orge et de pruneaux , et quelques légers
alimens, la fièvre disparut. Le mieux augmenta chaque jour, et deux purgations prises
le 16 et le 17 , achevèrent le traitement

d'une maladie dont le début orageux avoit
fait craindre une terminaison fàcheuse.

OBSERVATION LVI.

*Chute sur la tête. Commotion. Paralysie de
tout le côté droit de la tête. Guérison imparfaite.*

Claude LAURON, âgé de 30 ans, renversé
sous une voiture, le 22 novembre 1797,
eut la tête prise entre la roue et le pied d'un
arbre très-gros ; il resta quelques minutes
dans cette situation avant qu'on pût le dégager ; il étoit sans connoissance, et ne la
recouvra qu'après plusieurs heures de repos ;
il perdit dans cet intervalle beaucoup de
sang par le nez. Après ces premiers accidens,
il éprouva de violens maux de tête, vomit
à différentes reprises, perdit la faculté d'en-
tendre de l'oreille droite, et celle de sentir,
sur une partie du côté droit de la tête : quatre
saignées faites dans l'espace d'un mois, soula-
gèrent le malade ; mais inquiet sur sa situation, il vint à l'Hôtel-Dieu le 23 janvier.
Je le trouvai dans l'état suivant : l'ouïe
perdue complétement de l'oreille droite,

la fosse temporale du même côté, insensible,
ainsi que les paupières et la joue : les tégumens de ces parties étoient recouverts de
croûtes qui s'enlevoient par écailles ; les
paupières avoient cependant conservé la faculté de se mouvoir ; l'insensibilité du front
s'étendoit jusque sur la joue, à peu près au
niveau de l'arcade dentaire inférieure ; l'œil
droit étoit porté dans l'adduction, quoiqu'il
fût susceptible d'exécuter d'autres mouvemens ; la sclérotique étoit plus rouge que dans
l'état naturel, la cornée légérement opaque
vis - à - vis l'ouverture de l'iris ; l'iris se
contractoit librement, mais à la distance
de sept à huit pas, le malade ne voyoit
les objets que d'une manière confuse ; je le
mis à l'usage de l'infusion de fleurs d'*arnica-
montana* dont je donnois chaque jour six
grains en poudre, dans la conserve d'aunée,
un bain de pieds tous les matins, et des
frictions avec le baume de *Fioraventi* sur les
parties qui avoient perdu la sensibilité : tels
furent les moyens, à l'aide desquels le sentiment parut se rétablir dans les parties affectées, au point de permettre au malade de
sortir de l'hôpital, après un mois de séjour,
dans un état infiniment meilleur, mais qui

n'étoit point encore celui de la parfaite santé.

OBSERVATION LVII.

Commotion. Suite d'un coup sous le menton. Sangsues. Vésicatoires. Purgations. Guérison.

François NOAILLES, âgé de 13 ans, d'un tempérament pituito-sanguin, fut frappé au menton, le 1.er juillet 1794, par une grosse pièce de bois qu'avoit mise en mouvement la chute d'un mur, et jeté, sans aucun signe de vie, à quatre pas du lieu où il étoit. Apporté sur-le-champ à l'Hôtel-Dieu, je ne lui trouvai aucune blessure, mais seulement une légère enflure à la partie postérieure de la tête ; le pouls étoit lent, petit, et le malade profondément assoupi : il n'avoit point vomi, et n'avoit perdu du sang par aucune voie. Je lui administrai les infusions vulnéraires en boisson et en lavemens, et quelques potions cordiales. Le 2 juillet, une once de sel d'epsom dissous dans une chopine d'eau, ne produisit que de légères évacuations. Je fis appliquer six sangsues au cou le 3, et continuer les remèdes de la veille ; le soir , le malade reprit connoissance , ce qu'il n'avoit point encore fait , quoiqu'il eût déjà parlé. Le 5, la foiblesse du pouls étant la même , j'ajoutai à la dissolution de sel d'epsom , trois grains de tartre stibié; ce remède l'évacua par le bas, mais sans exciter le vomissement. Le 6, quoiqu'il eût toute sa présence d'esprit , il restoit assoupi ; je me déterminai à lui faire appliquer six sangsues aux jambes , et un vésicatoire sur la tête , au lieu du cataplasme émollient qu'on y avoit mis jusqu'alors. Le 8, une once de tamarin et quatre grains de tartre de *Lemery* , en dissolution dans une demi-pinte de petit-lait , l'évacuèrent beaucoup par le bas ; le pouls devint plus égal , plus fréquent et la tête plus libre. Ce médicament répété le 10, produisit le meilleur effet; le malade entra , dès cet instant, en convalescence , et sortit de l'hôpital le 20 du même mois , dans un état de santé parfaite.

OBSERVATION LVIII.

Commotion du cerveau. Suite de chute. Gué-
rison obtenue par l'application d'un vési-
catoire sur la tête.

François MORAND, âgé de 16 ans, tomba,
le 9 février 1793, de la hauteur d'environ
douze pieds ; il fut relevé sans connoissance, et apporté le même soir à l'Hôtel-
Dieu. Revenu à lui, il ne pouvoit encore
parler. Lorsque la chaleur du lit l'eut un peu
rechauffé, il vomit, et continua pendant
plusieurs heures de rejeter tout ce qu'on lui
faisoit boire : une légère tumeur sanguine
sur l'occipital indiquoit que cette partie avoit
principalement été froissée dans la chute.
Le 10, il fut saigné du bras, mais sans soulagement marqué pour la tête, au côté droit
de laquelle il rapportoit sa principale douleur. Le 13, il étoit couché de préférence
sur le côté droit, le corps et les membres
dans l'attitude de la flexion ; il ne distinguoit
les objets qu'avec peine, quoique ses yeux
parussent dans leur état naturel, à l'exception du gauche, qui offroit une légère ecchy-

mose à sa partie inférieure ; la langue étoit humide , souple , peu chargée , la connoissance entière , le ventre libre et sans douleur; le pouls dur, lent , inégal , un peu intermittent , plus foible du côté gauche que du côté droit : ces symptômes restèrent les mêmes jusqu'au 14 ; la tête fut rasée et couverte d'un large vésicatoire : l'effet en fut prompt et heureux. Le 15 , le malade avoit dormi, son pouls étoit moins dur , égal , régulier : les accidens disparurent tous successivement , et le 2 mars , le malade sortit de l'Hôtel-Dieu , se plaignant d'une légère douleur de tête ; il dormoit bien , et ne conservoit qu'un peu de dureté dans le pouls : il étoit au 21.ᵉ jour de sa maladie , et avoit échappé à tous les accidens que l'expérience a appris se développer le plus constamment du 13.ᵉ au 15.ᵉ jour.

OBSERVATION LIX.

Contusion sur la partie droite du coronal , suite d'une chute d'un lieu très-élevé. Mort avec des signes d'inflammation du cerveau.

Frédéric FRIXDORFF, pelletier , âgé de 25 ans ,

ans, affecté d'une fièvre inflammatoire, fut amené à l'Hôtel-Dieu, le 25 mars 1792, et placé dans la salle Saint-Paul ; il y étoit depuis peu d'instans, lorsqu'il s'élança de la galerie qui répond dans l'intérieur du grand dôme, tomba de la hauteur de trente-cinq pieds, sur un pavé de marbre, et se fit une fracture simple à la partie moyenne du fémur droit, une autre à l'apophyse olécrane du même côté, et une forte contusion sur la partie droite du coronal : porté dans son lit, sa vue étoit égarée ; il répétoit fréquemment ces mots : *Pendre, pendre, pendre*, et se plaignoit beaucoup de la poitrine et du ventre. Obligé de le contraindre dans ses mouvemens par le corset que l'on met aux fous, je ne pus contenir ses fractures que d'une manière imparfaite. Le second jour, il se plaignoit peu, ne disoit rien, paroissoit rêveur, profondément occupé d'un violent chagrin, que l'on me dit avoir succédé à la perte d'une maîtresse dont il croyoit avoir à se reprocher la mort. Le 4.ᵉ jour, il chanta une partie de la journée, se jeta sur plusieurs personnes, dans le dessein de les mordre, et parut se refuser aux soins qu'on lui donnoit. Dans la nuit, il manifesta

X

encore plusieurs signes d'une gaieté folle, et mourut sur les deux heures du matin. Comme il étoit protestant, il fut enterré dans le cimetière qui appartient aux personnes de ce culte, et son cadavre ne put être ouvert. Il y a lieu de croire que l'on eût trouvé dans la dure-mère et le cerveau, un commencement d'inflammation qu'annonçoient la gaieté contre nature du malade, le délire et l'absence des signes qui succèdent à la commotion, et indiquent l'épanchement.

OBSERVATION LX.

Plaie contuse avec dénudation du coronal. Exfoliation. Guérison.

Pierre CRORIAL, âgé de 64 ans, d'un tempérament sanguin, tomba par des escaliers, le 25 juin 1794; il se fit à la partie supérieure et gauche de la tête, une plaie longue de deux pouces, très-contuse, dénudant le coronal et formant en dehors et en bas par le décollement de la peau et des chairs, une espèce de lambeau beaucoup plus grand dans ce bord de la plaie, que dans celui du côté opposé. Il resta sans connoissance pendant plusieurs heures. Transporté à l'hôpital , le lendemain 26 , j'achevai de diviser jusqu'à l'os les chairs contuses, par une incision faite dans la longueur et la direction de la plaie , et parallèle à celle des fibres charnues du muscle frontal ; une seconde incision fut faite crucialement sur la première ; je la prolongeai beaucoup plus sur le bord infé-rieur et externe de la plaie , que sur le supérieur , de manière à détruire le bas-fond qui auroit pu favoriser le séjour du pus ; la plaie fut recouverte de charpie et d'un cataplasme émollient : les boissons vul-néraires, les tisanes émulsionnées , quelques calmans associés à la liqueur d'Hoffman , prévinrent le développement des accidens inflammatoires , et favorisèrent la résolu-tion de l'ecchymose considérable des pau-pières. Le 1.er juillet , je remplaçai les cata-plasmes par l'emplâtre canet. Le 6 , un peu de pâleur dans les lèvres de la plaie , me fit associer la crême de tartre à la boisson du malade , prescrire quelques verrées de décoction de quinquina, et pour le panse-ment de la plaie , le vin aromatique. Le 1.er août , le malade eut un violent accès de fièvre. Le 3 , une lame mince de la substance compacte du coronal s'exfolia. Cet accident n'eut pas d'autre suite, la plaie se cicatrisa rapidement, et le 18, le malade, presque guéri, ne se plaignoit que de l'insensibilité de la portion des tégumens qui environnoient la cicatrice.

OBSERVATION LXI.

Plaie contuse sur le front. Accidens consé-cutifs. Dépôt. Guérison.

Jean EPERVIER, prétendant de l'hospice, âgé de 17 ans, d'un tempérament sanguin, passant rapidement sous une porte peu éle-vée, se frappa le sommet de la tête contre l'angle d'une barre de fer qui en supportoit l'entablement ; il se fit une plaie transver-sale d'un pouce d'étendue à la partie supé-rieure, moyenne et latérale droite du coro-nal, dans la direction de la suture de ce nom. L'étourdissement léger et la pesanteur de tête qui en avoient été la suite, s'étant rapidement dissipés, et la plaie s'étant re-couverte d'une croûte solide, on espéroit une prochaine guérison lorsque, le 19 juin 1792, huit jours après l'accident, le malade fut

subitement pris d'une douleur de tête considérable : les parties latérales du cou devinrent tendues et douloureuses ; le visage étoit
rouge, la langue sèche et limoneuse, le
pouls dur, fort et plein ; les urines peu
abondantes : une forte saignée de pied une
diète sévère, des cataplasmes émolliens sur
les environs de la plaie, produisirent un
léger amendement : une purgation prise le 22,
et répétée le 24, dissipa la douleur de tête,
et permit de supprimer les topiques émolliens. Il fallut cependant y revenir, car le
29, une tumeur parut sur la partie supérieure et droite du vertex, avec douleur,
tension, fièvre, et tous les signes de la formation d'un dépôt qui, ouvert le 22 juillet,
par une incision cruciale, fit reconnoître
que les os étoient sans altération : l'ouverture du dépôt se cicatrisa rapidement.

OBSERVATION LXII.

*Plaie contuse, avec dénudation du coronal.
Soupçon de fracture. Accidens consécutifs,
Mort. Epanchement de pus dans le cerveau.
Inflammation du ventre.*

Pierre LHÉRITIER, âgé de 27 ans, d'un
tempérament sanguin, tomba, le 22 février
1795, de la hauteur de dix pieds, sur des
pierres entassées, et se fit au - dessus de
l'extrémité du sourcil gauche, une plaie de
deux pouces d'étendue, oblique de haut en
bas, avec dénudation de l'os; il étoit à jeun,
ne vomit point, et ne perdit du sang que
par la plaie. Apporté à l'hôpital, le 24,
je trouvai, en l'examinant, que l'os présentoit un sillon léger qui pouvoit en imposer
pour une fracture ; mais que je reconnus à
sa largeur, à son peu d'enfoncement, à
l'arrondissement de ses deux lèvres, à sa
couleur constamment blanche, être un sillon destiné à loger un rameau artériel : la
plaie fut pansée avec l'onguent styrax, recouverte d'un cataplasme émollient : et je
donnai intérieurement les vulnéraires com-

binés avec les huileux et les calmans. Le 26, la langue me paroissoit indiquer un état saburral des premières voies ; j'évacuai le malade par le bas , et le 28 , je répétai le même purgatif. Il fut très - bien jusqu'au 2 mars, où il eut un assez fort accès de fièvre , avec une vive douleur de tête ; il fut saigné de suite , mis à l'usage des boissons nitrées : je lui prescrivis le petit-lait aiguisé avec le tartre stibié. Le 3 , le pouls étant encore dur , je fis répéter la saignée , ainsi que les médicamens de la veille ; les lèvres de la plaie étant sèches , un vésicatoire fut placé à la nuque. Le 4 , on continua le petit-lait tartarisé , et les huileux unis aux calmans. Le 7 , le malade souffroit du ventre quand il se couchoit sur le côté droit , il se trouvoit mieux sur le dos ; la maigreur étoit grande , la couleur de la peau étoit jaune , la langue sèche , ainsi que la plaie. Le 10 , l'ictère étoit d'un jaune plus foncé , les crachats sanglans , épais, visqueux, noirâtres ; le côté gauche de la poitrine étoit empâté , mais sans douleur particulière ; le ventre sensible dans toute son étendue, sans dureté ni tuméfaction; le pouls dur et fréquent, la plaie toujours sèche : il perdit connoissance le 11 au soir, et mourut dans la nuit.

A l'ouverture du cadavre, je trouvai les os du crâne dans toute leur intégrité ; la trace que l'on eût pu prendre pour une frac- ture étoit en effet un sillon propre à loger une artère. La dure-mère étoit décollée et couverte d'une médiocre quantité de pus ; mais il y en avoit encore davantage sous cette membrane; le pus se plongeoit entre les deux hémisphè- res sur le corps calleux ; le lobe antérieur de l'hémisphère gauche étoit noir et contus à sa partie inférieure, dans l'étendue d'un pouce de diamètre ; les ventricules conte- noient de la sérosité ; toutes les autres parties du cerveau étaient saines ; l'une et l'autre cavité de la poitrine parurent sans altération, ainsi que les organes qu'elles renferment ; mais tous les viscères du bas-ventre étoient frappés d'inflammation , sur-tout l'estomac et le foie ; et j'eus lieu de m'étonner qu'un pareil état eût amené si peu de douleurs et des signes aussi équivoques de son existence.

OBSERVATION LXIII.

Plaie contuse. Dénudation du pariétal.
Guérison.

Claude G*ay*, charpentier, âgé de 30 ans, grand, fort et robuste, tomba d'un quatrième étage, par l'ouverture d'une cheminée, le 5 novembre 1793. Poussé et repoussé par les parois du tuyau qu'il parcourut dans sa chute, il se fit diverses contusions, et une plaie d'une assez grande étendue sur la région latérale gauche de la tête : les parties molles déchirées, laissoient le pariétal à nu dans l'étendue d'un demi - pouce. Il étoit resté sans connoissance pendant plus de dix minutes; mais, ayant repris ses sens, il se rendit à l'Hôtel - Dieu, où, après quelques heures de repos, je lui fis faire une forte saignée de bras, qui fut répétée le soir : cette évacuation sanguine produisit un grand relâchement, calma la douleur de tête, dont il se plaignoit, et provoqua des sueurs qui se soutinrent toute la nuit ; j'avois fait recouvrir la plaie d'un cataplasme émollient. Le 7, la douleur de tête paroissant augmenter, je fis répéter la saignée qui, le 8, le fut pour la quatrième fois : le pouls étoit encore fort et plein. Le 9, la nuit avoit été bonne, le pouls étoit souple, le malade conservoit un air étonné et une grande propension à la sueur. Il se plaignoit, le 10, d'un léger embarras dans la tète; ce fut le dernier accident qui précéda sa guérison. Je le purgeai le 21 et le 23. Il sortit guéri les derniers jours du mois de décembre.

OBSERVATION LXIV.

Plaie contuse avec dénudation du pariétal. Accidens primitifs graves. Exfoliation. Guérison.

Paulin VERCHÈRE, âgé de 9 ans, fut apporté à l'hôpital, le 6 juillet 1794, avec perte de connoissance, vomissement, convulsion des yeux, et de tout le côté gauche de la face ; ces accidens étoient la suite d'une plaie avec dénudation, faite par un coup de pied de cheval, sur la partie postérieure et supérieure du pariétal gauche; je l'agrandis sur-le-champ par une incision cruciale; l'os ne me parut point altéré; je prescrivis une légère saignée de bras : le malade reprît connoissance dans le cours de la nuit, et les vomissemens cessèrent. Le 7, il étoit assoupi, et se tenoit couché sur le côté droit. Il étoit bien le 9, mais l'os dénudé, noircissoit dans toute sa surface. Le 12, la langue étant saburrale, le ventre ne se vidant pas, je prescrivis une purgation légère, qui fut répétée le 15. L'exfoliation de la portion d'os contuse, se fit le 7 août, et le 23, le jeune malade sortit guéri de l'hospice, sans avoir éprouvé les accidens qui sembloient devoir accompagner une plaie qui, au premier aspect, se présentoit avec un ensemble de symptômes alarmans.

OBSERVATION LXV.

Carie des deux os temporaux , suite d'une contusion. Guérison

Pierre PETIT, âgé de 10 ans, reçut un coup de poing sur la tempe droite, qui en fut violemment contuse; la région temporale resta long-temps engorgée, douloureuse; un dépôt se forma sous le muscle crotaphyte, et s'ouvrit par une petite ouverture qui resta fistuleuse: peu de temps après, un engorgement considérable se manifesta avec de très-vives douleurs , dans la région temporale gauche, et fut suivi de la formation d'un dépôt qui s'ouvrit de la même manière que celui du côté droit. Quelques jours après l'ouverture de ce second dépôt , le malade vint à l'hospice ; lorsque je le vis , le 12 juin 1792 , les deux régions temporales présentoient un engorgement borné à toute la circonférence du muscle crotaphite ; leur centre présentoit une ouverture fistuleuse étroite , ronde , enfoncée , et conduisoit sur l'os du crâne dont la sonde reconnoissoit facilement la carie et les aspérités ; le pus ne sortoit qu'en petite quantité et entraînoit quelquefois avec lui quelques parties osseuses : le malade se plaignoit peu de la tête , il mangeoit avec appétit, dormoit bien , et se livroit à tous les exercices de son âge. Je conseillai un pansement avec les décoctions émollientes, puis résolutives ; à l'aide de ce traitement simple , le malade guérit parfaitement en moins de quatre mois.

OBSERVATION LXVI.

Contusion sur l'occiput. Accès apoplectique au 6.ᵉ jour. Guérison.

Nicolas Tontain tomba de sa hauteur par des escaliers, sur la partie postérieure de la tête, le 3 octobre 1796 ; transporté à l'hôpital, sans connoissance, je reconnus une forte contusion sur la région occipitale : l'âge et la vigueur du sujet me faisant redouter des accidens inflammatoires, j'ordonnai une forte saignée , des boissons vulnéraires, et quelques légers calmans.

Ces moyens prévinrent pendant plusieurs jours le développement des accidens que l'on redoutoit , et que sembloit indiquer l'apparition de deux ecchymoses sur les paupières de l'un et l'autre œil ; ecchymoses qui, survenues sur un point si éloigné du coup reçu , pouvoient être considérées comme l'effet d'un contre-coup, et de la rupture de quelques vaisseaux profonds. Le soir du 6.ᵉ jour, le malade eut tous les signes d'un état apoplectique : une saignée copieuse, faite sur-le-champ, ramena le calme ; et lorsque je le vis le lendemain , il étoit bien : aucun accident ne se renouvela; les ecchymoses se dissipèrent insensiblement , et il sortit de l'hôpital parfaitement rétabli , environ un mois et demi après son entrée.

OBSERVATION LXVII.

Dénudation de l'occipital , suite de chute. Suintement purulent par l'oreille. Accidens prolongés jusqu'au 32.ᵉ jour. Guérison.

Gabriel JARRYON, maçon, âgé de 36 ans, étant ivre , tomba par les escaliers de sa maison , le 2 mars 1794 , et se fit une plaie de la grandeur d'un pouce, avec dénudation à la partie supérieure et latérale droite de l'occipital ; étourdi sur le coup , il fut apporté presque sans connoissance à l'hospice, rejeta par le vomissement tout ce qu'il avoit dans l'estomac, et perdit beaucoup de sang par l'oreille droite. Une saignée de bras faite le 3 , diminua peu l'assoupissement : le pouls étoit petit, vîte, gêné , il y avoit délire. Le 4, le malade se plaignoit d'agitations pénibles dans les extrémités inférieures, et se couchoit de préférence sur le côté droit : deux autres saignées furent faites le 5 ,

le pouls se développa et fut moins fréquent; un œdème pâteux occupoit les environs de la plaie , la bouche étoit tournée
du côté gauche, mais la connoissance étoit
entière. Le 10, la douleur de tête s'étoit
fixée au - dessus des sourcils , l'empâtement
avoit cédé à l'application d'un vésicatoire à
la nuque. Le 13 , la langue étoit chargée ,
la bouche mauvaise , le ventre serré , un
suintement séreux, purulent, se faisoit par
l'oreille droite; il existoit une légère surdité depuis deux jours ; une purgation fut
administrée le 14, et répétée le 16 , mais
sans amandement; le malade se plaignoit particulièrement d'une insomnie que les calmans
ordinaires ne purent vaincre. Le 28 , la bouche étoit encore tournée à gauche, l'oreille
suintoit légérement, et le trajet de la douleur
de tête , coupant à angle droit la suture sagittale , descendoit vers l'oreille droite. La
plaie étant presque cicatrisée , et le recollement des tégumens achevé, Jarryon sortit de l'Hôtel - Dieu le 4 avril , bien guéri ,
mais conservant encore la distorsion de la
bouche : quelques années après je revis le
malade , ce dernier accident avoit complétement disparu.

OBSERVATION LXVIII.

*Plaie contuse sur l'occipital. Accidens pri-
mitifs et consécutifs. Mort.*

Marie URPIN, âgée de 39 ans, vint à l'hôpital le 8 novembre 1795, après une chute
faite sur le dos , et dans laquelle la tête
avoit heurté fortement le pavé. Elle étoit
restée sans connoissance pendant un quart
d'heure : lorsque je l'examinai je trouvai une
plaie d'un pouce d'étendue, placée à la partie supérieure de l'os occipital, sur laquelle
je fis appliquer un cataplasme émollient, je
prescrivis en même temps une forte saignée.
Le lendemain, un peu d'empâtement s'étant
manifesté, j'agrandis la plaie par une incision cruciale de manière à débrider complétement le péricrâne ; l'os mis à nu n'offrit
nulle trace de fracture. Le jour suivant je re-
marquai une déviation de la commissure des
lèvres du côté gauche, et quelque dureté
dans le pouls. Le 21 , la commissure des lèvres conservoit sa direction vicieuse, il y
avoit de la chaleur à la peau, et le pouls du
côté gauche étoit plus petit que celui du côté
droit.

Le

Le 22, la plaie étoit sèche, ses bords affaissés, le pouls dur; je fis faire une seconde saignée, et après avoir rasé la tête, on la recouvrit pendant quelques heures d'un large cataplasme de moutarde; la suppuration s'étant rétablie, je donnai le petit-lait, et la tisane émulsionnée. Le 23, je prescrivis une once de sel d'epsom unie à un demi-grain de tartre stibié, dans le petit-lait; ce médicament ne produisit presque point d'évacuation. Le 24, la fièvre étoit continue. Le 26, il y avoit chaleur, sueur, oppression, ictère; le pouls étoit petit, tremblotant. Le 28, la mort suivit l'augmentation progressive de tous ces accidens.

A l'ouverture du cadavre, je trouvai le crâne sain; la dure-mère, vis-à-vis le point frappé, étoit contuse, prête à tomber en escarre; une couche de matière blanchâtre couvroit la surface du cerveau et du cervelet.

CONSÉQUENCES TIRÉES DES OBSERVATIONS PRÉCÉDENTES.

Dans les plaies à lambeau des parties molles qui recouvrent le crâne, le précepte

Y

donné par *Louis*, de pratiquer une incision sur la base du lambeau, lorsque cette base se trouve dans une partie déclive, ne doit point être constamment suivi; son application ne devient nécessaire que lorsque le lambeau n'a pu complétement se réunir, et que l'on redoute qu'il se forme un foyer purulent sous sa surface.

Il est dangereux de multiplier les points de suture dans les plaies des tégumens de la tête : leur texture dense et serrée, le grand nombre de nerfs qui les traversent, leur union avec les corps musculaires dont ils suivent la contraction, deviennent autant de causes qui rendent l'emploi de ce moyen dangereux, parce qu'il est susceptible de développer une inflammation qui s'opposeroit à la réunion qu'on auroit voulu obtenir: mais dans les plaies des paupières, sur-tout dans celles qui sont à lambeau, la réunion est constamment favorisée par quelques points de suture, et je n'ai jamais vu résulter aucun accident de leur emploi.

Ne craignez point de répéter les saignées dans le traitement des plaies de tête; elles sont le meilleur moyen de résolution à opposer aux épanchemens de sang dans le crâne;

répétez – les sur – tout, tant que le malade conserve une préférence marquée pour telle ou telle position, de la difficulté à se mouvoir, une déviation dans l'axe des yeux, ou quelque trouble dans les idées ; quelle que soit l'époque de l'accident, la saignée conserve sa propriété résolutive tant que la fièvre ne s'est pas développée, et on peut la pratiquer encore au 3.º, 4.º, et même au 7.º jour; mais elle perd son efficacité dès-que la fièvre se manifeste, parce que c'est le propre du mouvement fébrile d'altérer le sang épanché ; la saignée alors ne sert plus qu'à modérer les progrès de l'inflammation sans prévenir la suppuration qui doit la suivre.

Les commotions qui se font du sommet de la tête à sa partie inférieure, sont les plus dangereuses, parce que le cerveau pesant alors sur lui-même, comprime tous les nerfs qui naissent de sa base ; dans cette direction elles peuvent subitement donner la mort : elles sont moins dangereuses de droite à gauche, et de gauche à droite, et moins encore d'avant en arrière.

Dans les coups qui n'ont porté que sur le crâne, les ecchymoses qui paroissent sur les paupières, autour du cou, ou derrière les oreilles, sont souvent l'indice d'une fracture ou d'un épanchement de sang à la base du crâne.

On doit redouter une fracture à la base du crâne, lorsqu'après une chute, il y a surdité complète de l'une ou l'autre oreille.

La facilité avec laquelle l'absorption se fait chez les enfans, est sans doute une des principales causes qui rendent pour eux les chutes et les commotions si rarement mortelles, parce que les plus grands épanchemens parviennent presque toujours à se résoudre.

Les commotions de la moelle épinière ne sout pas aussi souvent mortelles que celles du cerveau ; mais les suites en sont infiniment plus longues ; les paralysies qui en sont le résultat, cèdent difficilement au temps ou à l'action des remèdes.

Dans toutes les paralysies des extrémités inférieures, et plus encore dans celles qui sont la suite d'une chute , les escarres profondes qui se forment sur l'os sacrum, aux fesses , aux mollets , ou aux talons, sont moins le résultat de la compression prolongée sur ces parties par le séjour au lit , que

de l'affaissement des solides par le défaut
d'influence de la sensibilité.

Dans les commotions du cerveau et de la
moelle épinière, avec accidens graves, les
ventouses scarifiées, appliquées dans le voisinage du lieu frappé, sont un des moyens les
plus capables de résoudre les engorgemens ou
les épanchemens profonds ; mais il est rare
qu'il n'en faille pas répéter les applications.

Dans les cas d'assoupissement prolongé,
les purgatifs m'ont toujours paru produire
de meilleurs effets que les vésicatoires, soit
parce qu'ils portent l'irritation sur une plus
grande surface, ou sur des organes plus sensibles, soit parce qu'ils préviennent l'engorgement des voies biliaires, par l'évacuation salutaire qu'ils procurent : l'affaissement du cerveau ou son ébranlement, nés d'une violente
commotion, empêchent souvent le malade de
se plaindre des accidens graves qu'il éprouve,
par une suite des mêmes lois qui, dans une
fièvre maligne, rendent l'homme insensible
aux irritations extérieures les plus fortes ; il
est donc nécessaire de fixer chaque jour son
attention sur l'état de tous les organes, et
même sur ceux dont on n'a point de motif
de soupçonner la lésion.

J'ai vu des empâtemens considérables des tégumens de la tête, rebelles aux topiques par lesquels on a coutume de les combattre, céder avec le temps aux purgatifs réitérés, et rassurer ainsi sur l'existence d'une fracture : il ne faut donc pas se presser d'y faire des incisions pour reconnoître une altération de l'os qui n'existe peut-être pas, et qui même, en l'admettant, est susceptible de se guérir par des moyens plus doux.

La perte de sang artériel paroît rendre moins graves les accidens qui suivent les plaies de tête, et semble devoir ramener les praticiens à l'usage plus fréquent de l'artériotomie.

Une plaie à l'os, faite par un instrument tranchant, et même un lambeau osseux, presque détaché du crâne, ne doivent point apporter d'obstacle à la réunion des parties molles, parce qu'alors elle se fait souvent dans les parties dures avec la même facilité.

Les débridemens par des incisions, étant souvent nécessaires dans le traitement des plaies de tête, il faut, lorsque les accidens obligent d'y recourir, et sur-tout si l'on entrevoit la nécessité du trépan, conserver avec soin les lambeaux qui résultent des incisions, parce qu'ils recouvrent alors utilement la plaie de l'os, et au lieu d'une cicatrice foible, opposent une peau solide à l'action des corps extérieurs.

En ne considérant que les effets d'une contusion sur les os, on ne peut jamais la regarder comme un motif de recourir à l'application du trépan; quelle que soit l'épaisseur de la portion d'os frappé de mort par la contusion, la nature parvient toujours à s'en débarrasser, en la repoussant au dehors comme un corps étranger; cette expulsion devient à la vérité plus difficile quand l'os doit tomber dans toute son épaisseur, parce qu'il n'y a plus alors, comme dans l'exfoliation d'une simple lame osseuse, le développement du réseau vasculaire subjacent, qui se soulève pour la détacher; mais, dans ce cas, la surface de la dure-mère se recouvre de bourgeons charnus qui facilitent l'expulsion de l'os, et même le détruisent s'il est arrêté, par ses bords, de manière à rendre sa chute difficile.

J'ai rarement obtenu des succès de l'application du trépan : sur seize malades soumis à cette opération, deux seulement ont guéri; dans le traitement des plaies de tête avec

enfoncement , fracture simple ou compli-
quée, j'ai obtenu un résultat plus heureux
en négligeant l'emploi de ce moyen , qu'en
en faisant usage; j'ai cru observer que ce défaut de succès tenoit au séjour des malades
dans les hôpitaux , et sur-tout à l'impression
de l'air atmosphérique, plus ou moins vicié, sur l'organe cérébral.

La pourriture d'hôpital se manifeste rarement dans les plaies de tête ; cependant je
l'ai vue s'y développer par l'usage trop prolongé des topiques relâchans , et s'annoncer
plusieurs jours d'avance par l'apparition d'hémorragies spontanées dans toute la surface
de la plaie.

Tant qu'un os dénudé reste humide et couvert d'une sérosité limpide , on peut espérer
de le conserver sans exfoliation; il se recouvre plutôt ou plus tard, selon la force de la
contusion.

Quand dans une plaie de tête le malade se
plaint , sans motif, que l'appareil est trop
serré , on doit redouter l'inflammation du
péricrâne, ou de la dure-mère.

Lorsqu'au centre d'une plaie en suppuration, la surface d'un os mis à nu se des-
sèche tout - à - coup sans changer de cou-

leur, on doit craindre l'altération de la dure-
mère.

La pente au sommeil, une gaieté sans motif, la précipitation de la parole, la répé-
tition involontaire du même mot, la crainte
de devenir fou, doivent faire présager l'inflammation du cerveau.

Le 11.ᵉ et le 14.ᵉ jours paroissent plus
spécialement ceux où se développent les accidens consécutifs des plaies de tête.

Lorsqu'il survient un érysipèle dans le
cours du traitement d'une plaie de tête, il
faut bien en observer la marche, pour ne
pas confondre cette maladie avec l'érysipèle
symptomatique qui souvent accompagne les
plaies de tête, rend leur traitement différent,
et le pronostic plus fâcheux.

Parmi les accidens consécutifs, la paralysie d'un membre est un signe presque toujours mortel.

Les dépôts au foie, après les plaies de
tête, sont accompagnés d'accidens moins
graves que ceux qui sont idiopathiques; et
ils se forment souvent avec si peu de douleur, qu'on ne peut en soupçonner l'existence.

L'apparition du flux menstruel pendant le

traitement d'une plaie de tête, plus encore que
dans toute autre blessure, est un signe favorable, et qui semble indiquer que le trouble
né de l'acident, n'a pas exercé une influence
funeste sur les fonctions de l'économie ani-
male.

CHAPITRE III.

MÉMOIRE ET OBSERVATIONS

*Sur une nouvelle méthode de vider les dépôts
par la ponction et les ventouses.*

Lorsque par un mouvement de métastase
la matière d'un dépôt se trouve rapidement
entraînée, du lieu qu'elle occupoit, dans un
autre, les parties qui en étoient le siége ne
présentent bientôt plus aucune trace d'altération ; la sensibilité s'y éteint, la peau perd
sa rougeur, le tissu cellulaire s'affaisse, l'œ-
dème disparoît, le recollement se fait dans
les points écartés ; les duretés légères qui
survivent quelquefois à ces premiers instans,
ne tardent point à se fondre sous l'action
prolongée des vaisseaux absorbans : tout annonce enfin la guérison complète et radicale
du dépôt, par la soustraction rapide du pus
qui le formoit.

Si, plus heureuse ou plus prudente, la
nature le rejette au dehors par la rupture du
foyer qui le renferme, c'est toujours par des

ouvertures si petites, que l'on peut reconnoître aisément qu'elle ne supporte jamais
avec indifférence les grandes solutions de
continuité, et que l'art qui les recommande,
n'est qu'un imitateur peu fidelle.

Une troisième vérité enfin, c'est que les
accidens qui accompagnent le plus souvent
notre manière ordinaire de traiter les dépôts,
sont dus à la pénétration de l'air dans des
foyers plus ou moins vastes, à l'irritation qu'il
excite sur un tissu cellulaire abreuvé de sucs
étrangers, sur une peau sans soutien, et ses
effets dangereux prouvent qu'il ne peut être
considéré comme l'aliment de la vie, qu'autant qu'il est porté sur des organes faits pour
le recevoir et pour en décomposer les élémens.

Nous n'accumulons pas les faits pour appuyer ces trois propositions depuis si long-
temps constatées par l'expérience ; mais
nous croyons pouvoir en tirer cette conséquence naturelle que la manière de traiter les dépôts, qui doit répondre le mieux
aux intentions de la nature, est celle dans
laquelle la matière du pus est ravie pour ainsi
dire, au foyer qui la renferme, par la plus
petite des ouvertures possibles, et par des

moyens capables de le garantir des funestes
effets de la pénétration de l'air : tels sont au
moins les avantages que nous avons cru trouver dans le procédé nouveau par lequel,
depuis six ans , nous traitons dans l'hôpital
confié à nos soins, la plupart des collections
purulentes.

Ce procédé consiste à percer le foyer purulent avec une aiguille droite et tranchante,
ou avec un très-petit trocar rougi au feu, et à
le vider complétement du liquide qu'il renferme , à l'aide d'une large ventouse appliquée sur - le - champ à l'ouverture que l'on
vient de faire.

L'aiguille dont nous nous servons est droite,
terminée en forme de lance , et tranchante
sur ses côtés , dans une étendue de deux lignes. Nous la préférons dans toutes les circonstances où le dépôt étant jugé incurable,
il importe que la plaie se ferme promptement, si l'on veut éviter le danger d'une fistule. Le trocar que nous lui substituons dans
les cas contraires , a tout au plus une ligne
de diamètre , et ce volume est suffisant toutes
les fois que le pus auquel il faut donner issue,
n'a que la consistance ordinaire ; plus gros,
il feroit une ouverture trop grande , et qui

auroit l'inconvénient de ne pas se fermer assez complétement après l'application de la ventouse, pour interdire l'entrée de l'air dans le foyer : il est rare d'ailleurs que l'action de la ventouse ne surmonte pas toujours la résistance que peut présenter la plus grande épaisseur du pus. Nous employons le trocar rougi au feu, parce qu'il pénètre alors avec moins d'effort et de douleur, parce que l'ouverture qu'il forme, cautérisée dans toute sa circonférence, reste béante sur elle-même, et ne se resserre pas subitement comme celle d'un trocar ordinaire, ce qui procure au pus le moyen de sortir avec beaucoup plus de facilité : ajoutez encore que la petite escarre qui est la suite de la cautérisation, tombant après une huitaine de jours, laisse une seconde fois l'ouverture béante, et permet au pus qui auroit pu s'accumuler depuis l'opération, de s'écouler au dehors.

Comme ce n'est pas par son propre poids que le pus doit sortir, on sent qu'il importe assez peu que l'ouverture soit placée dans un lieu plus ou moins déclive ; on choisira celui qui paroîtra le plus convenable, et que nous avons jugé être le point où la peau offre le moins d'épaisseur et le plus de signes d'altération. Un aide comprimant dans toute la circonférence du foyer, chasse le pus vers le lieu par où on doit lui livrer passage, et que l'opérateur marque de l'indicateur de la main gauche, tandis que de la droite il saisit le trocar aussi rouge qu'il est possible, et le plonge perpendiculairement jusqu'au centre du foyer. Une direction plus ou moins oblique est dangereuse, en ce qu'elle prolonge le trajet que le trocar doit faire dans les chairs, augmente ainsi la douleur, et ajoute à la difficulté que le pus trouve à sortir. L'instrument plongé avec rapidité, doit être retiré de même; car si on lui donne le temps de se refroidir, la peau se gonfle, s'attache autour de lui, et rend beaucoup plus douloureux ce moment de l'opération: on applique alors la ventouse, et l'on voit le pus s'élancer par un jet continu dans l'intérieur de sa cavité, jusqu'à ce que celle du foyer qui le renferme, soit complétement évacuée. Pour l'épuiser ainsi, nous avons quelquefois appliqué jusqu'à sept ventouses de suite, et forcé à s'élancer au dehors, le pus que recéloient dans leur profondeur, les cavités de la poitrine ou du bas-ventre. Une attention indispensable est celle de placer la ventouse de manière que le trou fait par le cautère - aiguille en occupe précisément le centre. Sans cette précaution, ses bords comprimant une partie du foyer, s'opposent à l'entier écoulement du pus , et peuvent nécessiter une seconde ponction. Celleci devient nécessaire, quand le dépôt offre lui-même, dans son intérieur, plusieurs cavités séparées par des cloisons ; ce que l'on reconnoit aisément par le pus qui cesse de sortir , et mieux encore par la sonde portée dans l'ouverture du trocar ; quelquefois cependant, elle ne rencontre que des grumeaux de sang ou des fragmens de tissu cellulaire qu'elle repousse devant elle , ce qui rétablit la liberté de l'écoulement. Dans ces cas où l'obstacle dépendoit du trop grand épaississement du pus, j'ai dilaté avec succès l'ouverture par une sonde plus grosse , et même avec la pointe d'un très-petit bistouri. On est obligé d'avoir recours au même moyen, lorsque le gonflement que l'action de la ventouse détermine dans le tissu cellulaire et la peau, vient à en fermer l'ouverture ; ce qui arrive sur - tout dans les cas où il a fallu percer une grande épaisseur de parties.

Cette méthode de vider les dépôts est également-
lement

lement applicable à ceux qui sont la suite d'une inflammation exquise et locale , et aux dépôts froids , soit qu'ils communiquent dans les grandes cavités du corps humain ou avec un os altéré, soit qu'ils n'occupent que le tissu cellulaire , ou les intervalles des muscles.

OBSERVATION PREMIÈRE.

Vaste dépôt ayant son siége sur l'omoplate , vidé par la ponction et la ventouse , et promptement guéri.

Jeanne VILLAN, âgée de 36 ans, devenue mère pour la sixième fois , éprouva huit jours avant sa couche, une douleur à l'épaule gauche ; son accouchement n'eut rien de particulier; les lochies furent presque nulles, et la fièvre de lait fut à peine sensible ; les seins ne se gonflèrent point , mais la douleur de l'épaule devint très-aiguë et s'accompagna d'un engorgement qui fut suivi d'un énorme dépôt. Il s'étendoit , d'une part , depuis le moignon de l'épaule , le bord supérieur du muscle trapèze , jusques à quatre travers de doigt au-dessous de l'angle inférieur

de l'omoplate ; et d'autre part , depuis l'aisselle jusqu'aux apophyses épineuses des vertèbres du dos. L'extrémité supérieure du côté
malade étoit frappée d'enflure. Ce fut dans
cet état que Jeanne Villan vint à l'hôpital le
21 du mois de février 1794, trois semaines
après sa couche. Le 26, j'ouvris ce dépôt par
le cautère-aiguille , et je le vidai par la ventouse. Je fis deux ouvertures, l'une à la partie moyenne et postérieure, l'autre inférieurement ; il sortit une grande quantité d'un
pus blanc et lié. On continua les émolliens,
et je fis exercer sur la tumeur une légère
compression. Quatre jours après , nous nous
aperçumes d'une amélioration bien sensible;
l'enflure de l'extrémité étoit presque nulle ,
et les parois du dépôt offroient au tact cette
rénitence qui suit l'application de la ventouse. L'escarre de la plaie supérieure se détacha et ne laissa échapper que de la sérosité. La chute de celle que nous avions pratiquée plus bas s'accompagna de l'issue d'une
grande quantité de pus. Le 23.e jour, la guérison étoit parfaite.

OBSERVATION II.

Énorme dépôt à la cuisse, guéri très-promp-
tement par la ponction et la ventouse.

Jeanne FINAND, âgée de 22 ans, éprouvoit depuis trois mois une suppression de ses
règles, suite de l'immersion des pieds dans
l'eau froide pendant leur écoulement; depuis
trois semaines elle portoit à la partie antérieure
de la cuisse droite, un dépôt qui occupoit près
des deux tiers supérieurs de cette extrémité :
la fluctuation étoit sensible, la rougeur et la
sensibilité peu vives; il existoit beaucoup
de duretés à la circonférence du dépôt. Je
craignis que la suppuration ne s'étendît davantage dans un lieu pourvu d'une aussi
grande quantité de tissu cellulaire ; en conséquence, je me déterminai à vider ce dépôt
par ma méthode. Je tirai beaucoup de pus
et je fis continuer les émolliens. Les duretés
se fondirent; le pus s'amassant de nouveau
dans le kiste, se fit jour par l'ouverture que
j'avois pratiquée. Quand les duretés furent
détruites, je fis placer un bandage légèrement
compressif pour aider le recollement qui

s'opéra promptement dans toute l'étendue du foyer , et peu de jours après , la malade sortit de l'hôpital parfaitement guérie.

OBSERVATION III.

Dépôt froid sur le côté de la poitrine , vidé par la ponction et la ventouse , et promptement guéri.

Marguerite PETIT , âgée de 7 ans , fut reçue à l'hôpital le 14 janvier 1795. Elle portoit sur le côté droit de la poitrine un dépôt froid dont le volume surpassoit celui des deux poings. Ce dépôt n'avoit aucune communication évidente avec la cavité thorachique ; je l'ouvris avec le cautère-aiguille , et le vidai avec la ventouse. Le pus qui en sortit étoit louable : je fis exercer une douce compression sur les parois du foyer ; le recollement fut prompt et la malade sortit guérie de l'hospice un mois après , sans avoir éprouvé le plus léger mouvement de fièvre.

OBSERVATION IV.

Dépôt froid sur le côté gauche du tronc, au dessous de l'omoplate, vidé et guéri par la même méthode.

André BADIER, âgé de 7 ans, vint à l'hôpital, portant au-dessous de l'omoplate gauche un dépôt froid, de forme ovalaire, ayant quatre pouces d'étendue de haut en bas : il étoit survenu, sans douleur, à la suite d'une chute sur le dos. L'enfant étoit bien portant, sans toux, sans oppression. J'ouvris ce dépôt à sa partie inférieure avec le cautère – aiguille, et j'appliquai la ventouse. Je ne pus obtenir que deux cuillerées d'un pus blanc et de bonne nature, parce que l'action de la ventouse, en dirigeant plus de sang à la peau, avoit gonflé les lèvres de l'ouverture, et fermé le passage au pus. Je recouvris la tumeur de compresses trempées dans l'oxicrat froid, et je les soutins par un bandage légèrement compressif, afin de faire disparaître le vide que j'avois formé dans la tumeur et de prévenir le contact de l'air. L'enfant n'éprouva

de cette opération, aucune espèce d'incom-
modité : dix jours après , je fis une nouvelle ponction à la partie supérieure de la
tumeur. Je ne pus obtenir qu'une quantité de
pus égale à celle que j'avois tirée la première fois. J'employai le même topique,
l'enfant ne souffrit pas davantage. A la chute
de l'escarre de la première ponction , j'appliquai une troisième fois la ventouse : le
pus jaillit alors avec abondance , et je vidai tout le kiste ; le malade se trouva bien :
je comprimai légérement sur le foyer ; dans
les jours suivans, le pus qui s'accumula de
nouveau sortit facilement par l'ouverture :
les duretés se fondirent sous l'action d'un
emplâtre de diachylon et de quelques frictions mercurielles faites autour de la tumeur.
Le recollement des parois du foyer ne fut
parfait qu'au bout de deux mois : il restoit
encore une ouverture fistuleuse , mais sans
engorgement , duretés , ni douleur. Je fis
ouvrir un cautère au bras , et l'enfant sortit
de l'hôpital. Au bout de quelque temps , il
reprit de l'embonpoint , et tout annonçoit
une guérison radicale et prochaine.

OBSERVATION V.

Dépôt froid dans la région sacrée , chez un sujet scrophuleux , vidé par le cautère-aiguille et la ventouse. Ouverture restée fistuleuse.

Françoise PIVAUD, âgée de 8 ans, vint à l'hôpital ayant une exostose scrophuleuse au sternum , et un dépôt froid entre la tubérosité postérieure de l'os-des-îles et l'os sacrum du côté droit. Cet enfant étoit pâle, foible, toussoit un peu , et offroit tous les signes d'une affection scrophuleuse. Le 31 octobre 1796, j'ouvris son dépôt par le cautère aiguille , il sortit un pus très - blanc , grumeleux, de consistance inégale ; je ne pus en tirer qu'une cuiller à café , ce que je crus devoir attribuer à la route oblique que j'avois fait parcourir au cautère-aiguille, en perçant les tégumens , au lieu de lui en donner une perpendiculaire à la peau, qui auroit diminué la longueur du trajet que le pus devoit parcourir. J'attendis la chute de l'escarre pour appliquer de nouveau la ventouse. Le 18 novembre, l'escarre en se détachant laissa vider la tumeur; la plaie suppura long-temps, et resta fistuleuse.

OBSERVATION VI.

Dépôt considérable au dos, vidé deux fois par la ponction et la ventouse. Gibbosité vertébrale. Nouveaux dépôts aux cuisses. Mort.

Jean DELFOUR, âgé de 26 ans, volontaire de la 45.ᵉ demi-brigade, eut plusieurs fois la gale. A 25 ans il éprouva une douleur sourde dans la partie moyenne et gauche de la région dorsale. Les extrémités inférieures s'affoiblirent, et il survint une légère courbure à l'épine. Huit mois après, il fut traité de la gale pour la quatrième fois : pendant ce traitement il se forma une tumeur dans l'endroit où les premières douleurs s'étoient fait ressentir. Ces douleurs d'abord très-vives diminuèrent peu à peu, et la tumeur acquit par degrés le volume de la tête. Elle étoit dans cet état lorsque ce malade fut reçu à l'Hôtel-Dieu le 26 janvier 1797.

On ne pouvoit méconnoître la nature de ce dépôt et se dissimuler qu'il étoit lié à l'altération du corps des vertèbres ; cependant nous crûmes pouvoir être de quelque utilité à ce malade dans une affection aussi grave, en ouvrant ce dépôt par la méthode qui nous étoit devenue familière, et dont nous avions eu l'occasion d'apprécier déjà plusieurs fois les avantages. En conséquence je vidai ce dépôt le 3 février, par le cautere-aiguille et la ventouse. Le pus eut quelque peine à sortir ; mais à l'aide d'une légère pression faite sur la circonférence de la tumeur, je tirai 10 à 12 onces de pus blanc, assez consistant : le malade se trouva bien après l'opépération. Le lendemain le dépôt avoit acquis le même volume, ce qui prouva jusqu'à l'évidence, que le pus n'étoit pas formé dans le lieu du dépôt ; car il étoit impossible qu'un kiste qu'on avoit vidé, pût fournir en une nuit une aussi grande quantité de pus, sans qu'une autre source eût au moins contribué à sa production.

Je fis alors à la tumeur une seconde ponction ; mais je préférai la placer inférieurement, parce que sa partie moyenne avoit acquis, par l'effet de la ventouse, une rénitence qu'elle n'avoit point la première fois.

J'évacuai autant de pus que la veille ; il étoit sanguinolent : le malade eut un peu de fièvre dans la nuit. Le lendemain il sortit encore spontanément beaucoup de pus, et une légère douleur se fit sentir dans la poi-trine, au niveau du rebord cartilagineux des côtes du côté gauche. Le malade fut d'ailleurs assez bien jusqu'au 28, époque à laquelle une enflure œdémateuse à l'un et l'autre coude, m'indiqua l'état fâcheux de la poitrine. Peu de jours après, il se forma à chaque cuisse, autour des grands trochanters, un dépôt qui s'accompagna de vives douleurs. La tu-meur du dos rendoit toujours beaucoup de pus. Ce malade, épuisé par la fièvre lente et l'abondance de cette suppuration, mourut le 25 mars.

CONSÉQUENCES.

Les dépôts froids qui reposent sur un or-gane altéré, ou sur des os malades, ne peu-vent être guéris radicalement par la méthode de la ponction et des ventouses.

Il en est de même de ceux qui com-muniquent dans les grandes cavités, sans

altération des organes qu'elles renferment ;
ils restent quelquefois long-temps fistuleux ;
mais dans ces deux cas, on peut les vider
sans danger pour le malade, et il nous est
arrivé souvent de répéter les ponctions
comme on le fait pour les hydrocèles aux-
quelles on ne veut point appliquer un traitement radical.

Les dépôts froids qui n'occupent que le
tissu cellulaire ou l'intervalle des muscles, ne
guérissent pas toujours par une seule ponction ; il faut comprimer assez fortement les
parois du foyer après l'opération, pour en
obtenir le recollement ; on peut même être
obligé de recourir à quelques injections ir-
ritantes pour enflammer un kiste devenu
membraneux, comme on le fait pour l'hydrocèle, dans la méthode de l'injection.

Les plus grands dépôts phlegmoneux ont
souvent été guéris très – promptement par
le recollement des parois du foyer, à l'aide
d'une douce compression. Le trocar dont
on se sert, doit être un peu plus gros,
parce que le pus épais entraîne souvent avec
lui des portions de tissu cellulaire. Ce sont
ces débris qui donnent quelquefois lieu à des
ouvertures qui se font consécutivement dans

quelque portion du foyer. Mais dans tous les cas, le malade évite la douleur des incisions, la longueur des pansemens, et le danger, toujours bien plus grand dans les hôpitaux, d'exposer des surfaces malades au contact d'un air plus ou moins vicié.

CHAPITRE IV.

INCERTITUDE DU SIGNE DE L'ANÉVRISME, TIRÉ DE LA PULSATION.

OBSERVATION PREMIÈRE.

Anne VACHOT, de Saint-Maury en Bresse, apportoit en naissant, sur le menton, une tumeur de la grosseur et de la forme d'une petite fraise, sans chaleur, sans douleur et sans changement de couleur à la peau.

Comme cette tumeur ne gênoit point les fonctions, on y fit d'autant moins d'attention, qu'elle ne paroissoit pas suivre les progrès de l'accroissement. Elle changea peu, en effet, pendant le cours des quinze premières années; mais, à l'époque de la puberté, son volume doubla tout-à-coup; elle prit une forme plus alongée, et l'on vit suinter, par sa surface, un sang pur et vermeil, dont le flux s'établissant avec une sorte de périodicité, fut quelquefois assez abondant pour amener une foiblesse alarmante. Chacun de ses retours étoit précédé de violentes douleurs de tête, et d'étourdissemens passagers. Avant et après l'apparition de ces symptômes, la tumeur n'éprouvoit aucun changement dans son volume : seulement une chaleur plus vive s'y faisoit sentir, et quelques petites verrues cutanées devenoient plus apparentes.

Les règles parurent enfin, mais en petite quantité, toujours avec irrégularité, et sans influer sur l'abondance de l'écoulement par la tumeur, ni sur la fréquence de ses retours. Les seins se développèrent aussi très-tard, et ne parurent pas recevoir, de l'approche de la puberté, l'influence accoutumée.

Cette jeune personne, robuste et bien portante, avoit atteint sa vingt-quatrième année, lorsqu'elle entra à l'Hôtel-Dieu de Lyon, le 4 mars 1791. Elle ne portoit plus alors une simple difformité ; son état présentoit une maladie réelle, qui l'obligeoit de réclamer les secours de l'art. Dans le cours de trois années, la tumeur avoit acquis un triple volume : elle ressembloit parfaitement à une poire de moyenne grosseur, et adhéroit au menton par sa base. Son indolence étoit la même qu'auparavant ; mais la sen-

sation de chaleur qu'elle faisoit éprouver,
étoit devenue continuelle et plus forte. Un
battement véritablement expansif se faisoit
sentir dans toute son étendue, sur-tout à sa
pointe, seul endroit où la peau rouge, lui-
sante, amincie, parut avoir souffert quelque
altération. Cette pulsation perdoit de sa force,
et sembloit devenir profonde, à mesure que
l'on approchoit de la base de la tumeur, où
enfin elle disparoissoit entièrement.

Les artères souclavieres, carotides, maxil-
laires, externes et temporales, n'avoient subi
aucun changement, ni dans leur calibre, ni
dans le mode de leurs pulsations ; aucune
pulsation ne se faisoit sentir dans la tumeur ;
la pression ne lui faisoit rien perdre de son
volume ; enfin le tact découvroit sous la peau
quelques inégalités qu'on auroit pu prendre
pour de petites glandes lymphatiques engorgées.

Quoiqu'il fut difficile de se prêter à l'idée
de la formation d'un anévrisme, dans un endroit où les vaisseaux sont si petits, cependant le battement dont cette tumeur étoit
accompagnée, et le sang qu'elle avoit rendu
à tant d'époques différentes, devoit faire
soupçonner, sinon du sang épanché dans

son intérieur, au moins une dilatation considérable des vaisseaux qui la nourrissoient. On crut devoir, pour opérer l'extirpation de cette tumeur, préférer la ligature à l'intrument tranchant, quoique la mâchoire inférieure eût pu fournir un point d'appui suffisant pour la compression, dans le cas d'hémorragie, et que la ligature ne fût pas propre à rassurer contre l'accident que l'on redoutoit, et qu'elle eût au contraire, l'inconvénient de rendre plus difficile l'application des moyens par lesquels on auroit pu se rendre maître du sang.

Quoi qu'il en soit, la ligature fut pratiquée six jours après l'arrivée de la malade à l'hôpital ; comme elle fut peu serrée, la tumeur s'enfla, devint douloureuse et très-rouge ; l'épiderme se souleva en phlyctènes et donna issue à une quantité considérable de sérosité. Les battemens qui avoient d'abord paru diminuer, se firent bientôt sentir avec plus de force, et se soutinrent de manière qu'ils devenoient fatigans pour la malade. L'écoulement séreux continua avec la même abondance, et ne se rallentit que le quatrième jour.

La nuit du quatre au cinquième jour après

la

la ligature, il y eut une hémorragie considérable par une petite crevasse de la partie
droite et supérieure de la tumeur, dont les
battemens parurent alors affoiblis, sans qu'elle
eût rien perdu de son volume. Le sang s'arrêta spontanément; mais il fallut veiller sur
les forces de la malade, et les soutenir par
des cordiaux.

La journée du 6 fut tranquille : la tumeur
parut alors offrir plus de rénitence ; les
points de sa surface, où s'étoient formées
des phlyctènes, blanchirent et commencè-
rent à suppurer : il sortit un peu de sérosité.

Le 7, l'on y sentoit encore des battemens
obscurs. La malade se trouvoit mieux ; ses
forces s'étoient relevées ; la ligature qu'on
avoit resserrée à plusieurs reprises, divisoit
déjà la tumeur profondément; enfin, le onzième jour, comme elle ne paroissoit plus
tenir que par un pédicule étroit, et que les
hémorragies ne s'étoient pas renouvellées, on
acheva de la séparer avec le bistouri. Il sortit à peine quelques gouttes de sang. La plaie
fut pansée à plat, et n'offrit rien de particulier jusqu'à la formation de la cicatrice,
qui fut parfaite le 19 avril, vingt-six jours

après la séparation complète de la tumeur, et le 36.ᵉ de la ligature.

La tumeur ouverte ne présenta qu'un tissu cellulaire blanchâtre , dur , couenneux , dans lequel rampoit un assez grand nombre de vaisseaux sanguins , qui paroissoient plus multipliés sous la peau, que dans l'état naturel.

OBSERVATION II.

Marie - Marguerite LECLERC , âgée de 41 ans, et d'une foible constitution , fut opérée, à l'Hôtel-Dieu de Paris , le 26 février 1789, d'un cancer au sein gauche, très-volumineux et ulcéré dans toute son étendue. La plaie se cicatrisa parfaitement , et la malade sortit de l'hôpital , le 9 mai suivant, dans un état de langueur qui lui étoit habituelle avant l'opération. Au bout de six mois , elle ressentit à l'aisselle du même côté , des douleurs sourdes qui devinrent bientôt plus aiguës. Alors il se forma une tumeur au dessus et près de l'angle externe de la cicatrice. Cette tumeur étoit dure et sans changement de couleur à la peau. Son accroissement avoit été très-lent, et l'on n'y sentoit ni battement ni ondulation, lors-

que la malade revint à l'hopital , au commencement de janvier 1791.

Cette maladie, qui ressembloit beaucoup à
un nouveau cancer, fut regardée comme incurable , et la malade fut renvoyée à l'hôpital St. – Louis. La tumeur parut bientôt
changer de nature ; les douleurs y devinrent
très – vives ; son volume augmenta et acquit
promptement la grosseur du poing ; elle s'a-
mollit ensuite par degrés , et bientôt il y
eut une fluctuation sensible. Tel étoit l'état
de la malade , lorsqu'elle fut examinée par
Desault , qui ne sentant aucun battement
dans la tumeur , mais y reconnoissant bien
l'ondulation d'un fluide , n'hésita pas à l'inciser. Au premier coup de bistouri, il sortit, au lieu de pus , des caillots et beaucoup
de sang fluide qui ne cessa de couler que
lorsqu'on eut comprimé l'artère axillaire.
Desault agrandit l'ouverture du côté du sein
et de l'aisselle , fit sortir le reste des caillots ; et après avoir fait suspendre la compression , il reconnut que le sang venoit de l'ouverture de l'une des artères thorachiques. Il
passa en conséquence deux ligatures , l'une
au-dessus , l'autre au-dessous de la division ,
ce qui suffit pour contenir le sang. La plaie

fut pansée à sec, avec des bourdonnets de charpie saupoudrés de colophane, de la charpie brute, et plusieurs compresses que l'on soutint avec une bande peu serrée.

La malade avoit suporté l'opération avec courage. Elle fut fort tranquille dans la journée, et put être transportée le lendemain, sans inconvénient, à l'Hôtel-Dieu, pour y être constamment sous les yeux de *Desault*. Les deux premiers jours qui suivirent l'opération, l'on enleva la charpie la plus superficielle, et ce qui en restoit fut arrosé avec une décoction émolliente. Le 7.e jour, on détacha toute la charpie, d'autant plus facilement, que la suppuration étoit établie; et l'on nettoya le fond de la plaie par des injections émollientes. La malade, fatiguée par un dévoiement considérable qu'elle avoit, même avant l'opération, faisoit usage de l'eau de riz édulcorée avec le sirop de coings. L'état de la plaie étoit satisfaisant; mais cette femme ayant fait beaucoup trop d'exercice, et même exécuté des mouvemens du bras du côté malade, elle eut un suintement de sang que l'on fut obligé d'arrêter par l'application de bourdonnets de charpie saupoudrés de colophane. La plaie prit un meilleur aspect;

mais bientôt il parut, à son bord antérieur
et supérieur, et à son bord postérieur, des
fongosités considérables qui donnoient continuellement du sang. On exerça la compression avec le bandage, et l'on continua
de panser avec la charpie saupoudrée de
colophane; chaque jour la malade éprouvoit de petites hémorragies, d'autant plus
difficiles à arrêter, que le sang partoit de
toute la surface de la plaie. La malade s'affoiblissoit de plus en plus; elle étoit d'ailleurs
tourmentée par un dévoiement séreux et col-
liquatif, qui ne l'avoit pas quittée depuis son
arrivée à l'hôpital. Elle succomba cinquante-
deux jours après l'opération. La décompo-
sition et putréfaction prompte des parties ne
permit pas de les examiner dans le cadavre,
ce qui d'ailleurs auroit été totalement infruc-
tueux.

Je ne m'arrêterai pas aux réflexions intéressantes, mais étrangères à mon but, dont
ces deux observations pourroient fournir le
sujet. Je remarquerai seulement, et c'est ce
que je me suis proposé de démontrer, en les
publiant, qu'elles rendent très - incertain
l'un des signes principaux des tumeurs anévrismales.

En effet, l'observation première présente une tumeur sarcomateuse, dans laquelle on a senti constamment un battement vraiment expansif, parfaitement semblable à celui qu'on donne ordinairement pour l'un des signes caractéristiques de l'anévrisme.

L'observation deuxième offre une tumeur réellement anévrismale, dans laquelle on n'a jamais senti de pulsation, et qui eût été d'ailleurs d'autant plus difficile à caractériser, que l'ensemble des signes commémoratifs, loin d'annoncer une tumeur sanguine, ne rappeloit et ne pouvoit rappeler que l'idée du retour d'une maladie cancéreuse.

CHAPITRE V.

OBSERVATIONS SUR QUELQUES SIGNES PRÉCURSEURS DES MORTS IMPRÉVUES.

La Médecine préserve, guérit ou soulage, et prouve ainsi contre ses détracteurs, tout le bien qu'elle peut faire aux hommes. En soulageant d'incurables douleurs, elle console un moment de l'impuissance de la nature; elle l'imite en guérissant les maux qui ne s'étendent pas jusques aux sources de la vie; elle la surpasse enfin en éloignant de nous les dangers par les conseils de la prévoyance. Ce talent de prévoir est sublime, et semble être d'un Dieu; aussi fut-il pour la médecine l'occasion des plus beaux triomphes; et dans les siècles de l'incrédulité, elle prouva souvent son origine céleste par l'art heureux de ses présages. Mieux connu des anciens que de nous, le peu de progrès qu'il a fait depuis eux, semble nous accuser d'inattention ou de négligence : tout ce qui tend à perfectionner la Médecine doit donc être accueilli, et ce motif engagera sans doute les praticiens à donner quelque attention aux signes que je viens présenter aujourd'hui comme avant-coureurs de quelques morts subites. Ce mot, peut-être, ne devroit pas sortir de la bouche d'un médecin; car il n'y a point de morts subites dans l'ordre de la nature; celles que l'on a regardées comme telles, cesseront de le paroître, lorsque l'art aura recueilli les signes fugitifs qui les indiquent : s'ils échappent presque toujours à l'attention du malade ou du médecin, c'est que, se confondant avec une foule d'accidens légers, ils ne sont plus en rapport avec la gravité de ceux qu'ils annoncent, et ne déterminent pas assez fortement le besoin de satisfaire une urgente indication. Il est donc utile de rassembler tous ceux qui peuvent servir à manifester une prévoyance conservatrice, et nous éclairer au moins sur toute l'étendue de nos craintes, s'ils ne peuvent rien ajouter à nos secours.

OBSERVATION PREMIÈRE.

*Douleurs vives dans les genoux et les mollets,
précédant une attaque d'apoplexie.*

Jean Collomb, âgé de 55 ans, grand,
fort, robuste et replet, se livroit chaque
jour aux travaux pénibles de nos ports. Las,
foible, sans appétit, il vint à l'Hôtel-Dieu,
le 8 décembre 1792, se plaignant d'un violent mal de tête, de quelques maux de cœur,
*et sur-tout d'une douleur cruelle dans les
genoux et les mollets.* Ce dernier symptôme
surprit peu dans un homme accoutumé à
soulever de pesans fardeaux ; il parut être
le résultat de ses fatigues et n'exiger que le
repos. Plus vive la nuit, et sur-tout dans
une position horizontale, cette douleur n'a-
voit point encore été soulagée par les moyens
mis en usage, lorsque dans le milieu de la
troisième nuit, Jean Collomb fut subitement
frappé d'une attaque d'apoplexie. Appelé
sur-le-champ, je le trouvai sans connoissance, sans mouvement, ne conservant plus
que des marques obscures de sensibilité dans
les extrémités inférieures, et faisant quel-

ques efforts pour vomir. L'âge du malade, son embonpoint, la dureté du pouls m'engagèrent à lui ouvrir la veine, malgré la pâleur du visage; mais je la fermai presque aussitôt, lorque je n'en vis jaillir qu'un sang sans consistance, d'un rose-pâle, et semblable à du vin clair, affoibli par beaucoup d'eau; je lui fis administrer alors une potion cordiale chargée de quatre grains d'émétique, et placer les vésicatoires sinapisés aux deux jambes; tout fut inutile : ces symptômes s'aggravèrent rapidement, et il mourut à six heures du matin.

OBSERVATION II.

Apoplexie foudroyante annoncée par de vives douleurs au talon.

Duport – Fayole, recommandable par une longue probité, avoit atteint sa soixante-deuxième année, libre de toute indisposition grave; quelques légères efflorescences dartreuses, une lenteur dans l'émission des urines avoient seules, depuis plusieurs années, exigé l'emploi de quelques médicamens; mais, doué d'une extrême sen-

sibilité , et père d'une nombreuse famille ,
il avoit vivement ressenti tous les chagrins
qu'entraîne la perte de la fortune dans un
âge où on ne la répare plus. Laborieux, il
se consoloit par le travail, et se livroit depuis
peu à des occupations qui l'entretenoient dans
une constante activité , lorsque , le 5 juillet 1796 , il arriva très-fatigué. A peine
fut-il au lit, qu'il fut saisi par une douleur
cruelle dans le talon gauche ; elle se répéta
plusieurs fois sous forme d'élancemens aigus ,
et ne parut céder qu'au besoin du repos. Le
sommeil vint , mais ce fut le dernier, et le
jour le trouva dans l'agonie d'une apoplexie
foudroyante. Le docteur *Bosche*, un de mes
plus estimables collégues, et son plus proche
voisin , ne put lui offrir que d'impuissans
secours; et lorsque j'arrivai peu de momens
après lui , il n'étoit déjà plus.

OBSERVATION III.

*Apoplexie précédée de douleurs dans les
mollets.*

Michel BAUNIER, marchand de vin , âgé
de 43 ans, me consulta les derniers jours de

novembre 1799, pour des crampes dans les mollets, excessivement douloureuses, et qui revenant toutes les nuits, n'avoient cédé à aucun moyen. Quoique d'un médiocre embonpoint, son visage étoit coloré, et fortement couperosé par l'excès des boissons spiritueuses; cet état, quelques étourdissemens légers, l'habitude des hémorragies qu'il avoit eues dans son enfance, sur-tout l'accident pour lequel il m'interrogeoit, et dont l'importance m'étoit déjà connue, tout m'engagea à lui prescrire les bains de jambes sinapisés, une saignée du pied, l'usage du petit-lait nitré et le régime. J'ignore si Michel Baunier suivit mes conseils; mais, trois mois après, j'appris qu'il étoit mort des suites d'une apoplexie, à laquelle on avoit opposé vainement toutes les ressources de l'art.

OBSERVATION IV.

Crampes dans les mollets, suivies d'un léger coup de sang, avec chute rapide et perte de connoissance.

M. Tamiset, de Châlons - sur - Saône, avoit, à l'âge de 34 ans, acquis toute la

grosseur et l'embonpoint de l'homme de la
plus forte constitution : l'habitude du cheval , la vie active des voyages n'avoient pas
peu contribué au développement des forces,
et entretenoient , sur le visage , des couleurs
dont la Nature ne diminuoit point l'âcreté
par le bienfait des hémorragies. S'étant exposé pendant tout le jour au soleil , dans
la nuit il fut réveillé tout - à - coup par
une crampe horrible dans le mollet droit;
il se leva brusquement , et se précipitant
vers le foyer pour y chercher de la lumière,
il tomba sans connoissance. Revenu à lui
après un temps plus ou moins long, le sentiment aigu d'une douleur au sommet de la
tète, lui fit croire qu'il s'étoit frappé dans
les ténèbres , et que sa chute , suivie de
défaillance , n'avoit pas eu d'autres causes.
Cet accident n'eut aucune suite , et M.
Tamiset s'est bien porté depuis. Lorsqu'il
m'en fit le détail , après quatre années , je
crus pouvoir l'assurer que sa chute avoit été
le produit d'un léger coup de sang , et non
d'une percussion accidentelle, que la saignée eut alors été utilement employée; enfin, qu'il devroit recourir sur-le-champ à ce
moyen de secours , ou à l'application de la

moutarde aux pieds, si le retour d'une crampe semblable lui faisoit redouter un pareil accident, et lui laissoit le temps d'en faire usage.

OBSERVATION V.

Apoplexie nerveuse, précédée de crampes dans les mollets.

La veuve FOURNIER, âgée de 40 ans, douée d'une sensibilité longuement éprouvée par le malheur et la perte de sa fortune, mourut presque subitement d'une attaque d'apoplexie nerveuse, la nuit du 8 août 1800. Appelé dans un moment où l'art n'avoit plus d'espérance à donner, j'appris de ceux qui l'entouroient, que des crampes violentes dans les mollets étoient les dernières marques de sensibilité qu'elle avoit manifestées, et que depuis plusieurs jours se plaignant de semblables douleurs, elle auroit demandé des conseils, si l'excès des chagrins eût pu la laisser accessible aux sentimens d'autres maux.

OBSERVATION VI.

Apoplexie mortelle à la cinquième rechute, annoncée depuis long temps par des crampes dans les mollets.

Le 17 septembre 1800, je fus invité par le docteur *Sauzet*, médecin de l'Hôtel-Dieu, à me joindre à lui pour secourir le nommé REY, homme de 47 ans, d'une constitution robuste, qui, frappé la veille d'une hémiplégie du côté droit, étoit tombé par degrés dans un état apoplectique. En nous informant des causes qui avoient pu préparer de tels accidens, nous apprîmes que déjà, quatre fois, il avoit failli succomber à un semblable danger ; qu'il n'y avoit échappé que par la promptitude et l'intelligence avec laquelle M. *Sauzet* père avoit administré les secours ; que dans les intervalles de ses accès, et long-temps avant le premier, il avoit été tourmenté par des crampes violentes dans les extrémités inférieures ; enfin, que depuis peu il avoit été vivement affecté par des pertes et des chagrins domestiques. Lorsque nous le vîmes, il étoit sans connoissance, couché sur le dos, les yeux fermés, le visage foiblement coloré; la respiration étoit lente, stertoreuse, à longs intervalles, le pouls petit, lent, la peau couverte de sueur, le côté gauche agité par de légers mouvemens convulsifs, et le côté droit sans mouvement. Notre pronostic ne laissa point d'espérance; et ce ne fut que pour remplir les devoirs d'un art conservateur, que nous conseillâmes les ventouses scarifiées à la nuque, l'application de la moutarde aux extrémités, une potion cordiale, et le petit - lait émétisé. Tous ces moyens étant sans effet, Rey succomba le jour suivant.

OBSERVATION VII.

Apoplexie mortelle, annoncée par un dépôt sanguin au pied.

Claude GERBET, âgé de 32 ans, d'un tempérament sanguin, demeurant à Marcigny, département de Saône et Loire, après quelques travaux pénibles, et une contention d'esprit soutenue, se plaignit de maux de tête, et d'étourdissemens. Soulagé par quelques

ques bains de jambes, il avoit oublié cette indisposition , lorsqu'un engourdissement dans le bras et la jambe droite, vint lui en rappeler le danger : une saignée du bras, des bains de jambes sinapisés, l'usage du petit-lait, quelques purgations rétablirent le calme qui, dans son retour, parut heureusement influencé par le développement d'une tumeur sur le côté externe du pied droit : quoique n'ayant que la grosseur d'une amande , elle étoit excessivement doulou-reuse, et le devint davantage lorsque le cercle inflammatoire qui l'entouroit à sa naissance, se fut étendu successivement jusques à la partie moyenne de la jambe. On crut y reconnoître alors un dépôt que l'art devoit ouvrir, et cette indication fut remplie ; mais il n'en sortit que du sang et même en assez grande quantité pour faire redouter une hémorragie, et craindre que l'instrument n'eût touché quelques branches de l'artére tibiale. L'ulcère qui en résulta s'agrandit, devint fongueux et sujet à des écoulemens sanguins, par fois très - considérables. Ce fut dans cet état que Claude Gerbet vint à Lyon, le 9 octobre 1793.

B b

Instruit par les détails que je viens de rappeler, je pensai que la tumeur du pied n'avoit été qu'un dépôt sanguin produit d'un effort critique par lequel le cerveau fut débarrassé, et qu'il devoit être regardé comme l'indice d'une disposition apoplectique probablement éloignée, depuis quatre mois, par les légères hémorragies de l'ulcère. Cette dernière considération me fit douter un moment si celui-ci ne devroit pas être conservé comme un émonctoire salutaire; et j'en aurois donné le conseil, si sa présence sur le pied eût été moins douloureuse, et n'eût pas mis le malade dans l'impossibilité de se livrer à la plus légère occupation; j'espérois, d'ailleurs, remplacer par les ressources de l'art, l'avantage qu'avoit trouvé la nature dans l'habitude de ces écoulemens, et je prescrivis sur l'ulcère l'application d'un plumaceau imbibé d'une dissolution de verdet, de sublimé et d'extrait de saturne; des compresses trempées dans l'huile de mille-pertuis autour de la jambe, et le bandage de *Théden.* Il en avoit commencé l'usage dès la veille, lorsque le matin du 11, il se plaignit d'une douleur vive à la tête et au bras droit. Le soir, une crampe se fit sentir dans le pied

malade , et ne fut que le prélude d'un coup
de sang qui le fit tomber presque aussitôt
sans connoissance. La veine du bras fut ouverte , quelques tasses de thé lui furent ad-
ministrées. Le 12, il prit trois tasses de décoction de quinquina, la première chargée de
demi-once de sel d'epsom , les deux autres
de trente gouttes de liqueur d'*Hoffman* , et
deux onces de sirop des cinq racines ; le
soir , on donna un lavement de valériane.
Il fut bien le 13. Le 14 , le mal de tête
reparut et se prolongea dans la nuit. Le même
effet se produisit le soir du 16. Quoique le
jour précédent eût été bon , les mêmes remèdes furent employés avec addition du
petit-lait uni au suc de cerfeuil et à la terre
foliée. Le 17 , la langue parut embarrassée ,
l'œil gauche se ferma , tout annonçoit un nouvel orage. Six sangsues à la nuque et deux
vésicatoires aux bras le détournèrent : le quinquina , les lavemens de valériane et le petit-
lait furent continués.

Il importoit aux intérêts de sa famille , que
Claude Gerbet ne succombât point éloigné
d'elle. Il retourna chez lui le 20 du même
mois; et j'appris, six semaines après, qu'ayant
lutté de nouveau contre plusieurs attaques, il

avoit fini par périr, ainsi que je l'avois prédit aux personnes que sa vie intéressoit.

RÉFLEXIONS SUR CES OBSERVATIONS.

Personne, sans doute, ne conclura de ces observations, que des douleurs dans les genoux, aux talons ou dans les mollets; que des dépôts sanguins spontanés puissent être considérés comme des signes précurseurs et certains des morts imprévues; mais lorsqu'ils existeront dans des circonstances d'âge et de tempérament, de causes éloignées et prochaines, avec un état concomitant, capable de fortifier les craintes qu'ils inspirent, il sera prudent peut-être de les manifester, et d'opposer au développement des accidens, quelques-unes de ces précautions qui, dans leur insuffisance même, laissent au moins la consolation d'avoir prévu le danger : d'ailleurs, de pareils signes doivent d'autant mieux être observés, qu'ils ne sont qu'une extension de cette loi de l'économie vivante, qui rend plus sensibles sur l'extrémité des nerfs les impressions qui se font sentir à leur origine. C'est elle qui annonce, par le froid et la pâleur des extrémités, l'invasion de la fièvre dont le premier ébranlement se fait sur la masse pulpeuse du cerveau. Le jet épileptique, *aura epileptica*, s'élançant rapidement du point le plus éloigné jusqu'au siége de la pensée, le frisson qui précède un accès hystérique ou la chute convulsive, la douleur la plus vive annonçant la gangrène des extrémités inférieures, les maladies des reins ne s'annonçant que par les élancemens au bout du canal de l'urètre, celle du foie par une douleur aux épaules, etc. ne sont que les preuves répétées de cette vérité physiologique ; enfin, c'est sans doute parce que le cerveau est un organe éminemment actif, et si souvent affecté dans le premier âge de la vie, que l'enfance a tant à se plaindre des maladies nerveuses et convulsives ; et l'âge mûr, de ces crampes que je viens de présenter comme signes précurseurs d'une des plus graves maladies que l'art ait à combattre.

FIN.

TABLE DES MATIÈRES.

CHAPITRE II.

DES PLAIES DE TÊTE.

CHAPITRE III.

Mémoire et Observations sur une nouvelle méthode
de vider les dépôts par la ponction et les
ventouses.

CHAPITRE IV.

CHAPITRE V.

FIN DE LA TABLE.